川島隆太（東北大学教授）監修

学研脳トレ

川島隆太教授の らくらく脳体操 ときめきパズル 90日

もくじ

Gakken

本書「脳体操」で脳活性が実証されました

脳の前頭前野の機能低下を防ぎましょう

年齢を重ねていくうちに物忘れが多くなり、記憶力や注意力、判断力の衰えが始まります。

このような衰えの原因は、脳の前頭葉にある前頭前野の機能が低下したことによるものです。脳が行う情報処理、行動・感情の制御はこの前頭前野が担っており、社会生活を送る上で非常に重要な場所です。

そこで、脳の機能を守るためには、前頭前野の働きを活発にすることが必要となってきます。

脳の活性化を調べる実験をしました

脳の前頭前野を活発にする作業は何なのか、多数の実験を東北大学と学研の共同研究によって行いました。そのときの様子が右の写真です。

足し算や掛け算などの様々な単純計算、音読、なぞり書きの書写、イラスト間違い探し、文字のパズル、また写経やオセロ、積み木など幅広い作業を光トポグラフィという装置を使い、作業ごとに脳の血流の変化を調べていきました。

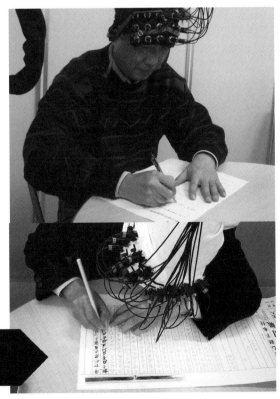

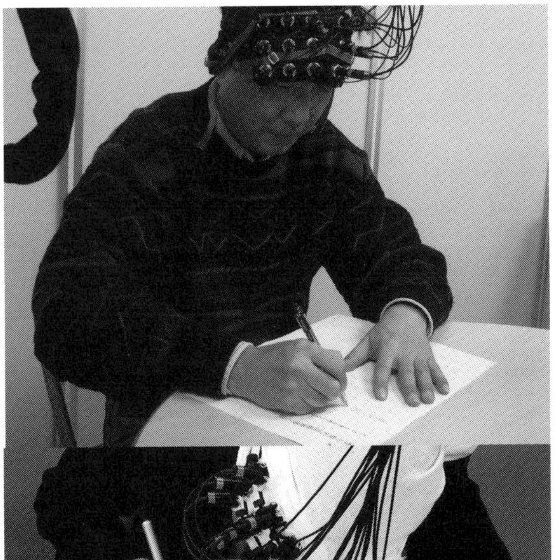

本書「脳体操」の実験風景

脳の血流変化を調べた実験画像

▼実験前（安静時）

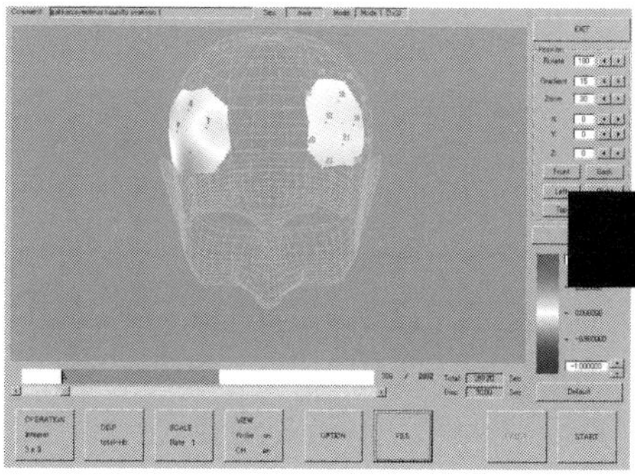

▼脳体操の実験

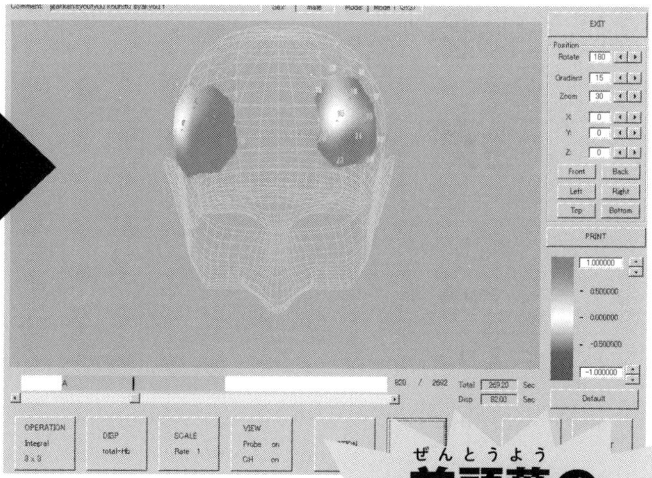

前頭葉（ぜんとうよう）の血流が増えて活性化!

脳体操で前頭葉（ぜんとうよう）の働きがアップします!

実験の結果、本書の文字・数字・イラストのパズルや読み書き計算に取り組むと、上の画像のとおり前頭葉（ぜんとうよう）の血流が増え、脳が非常に活性化していることが判明しました。

本書の問題は記憶力や認知力、情報処理力、注意力をきたえ、前頭葉（ぜんとうよう）の働きを活発に高める効果があります。脳科学により本書「脳体操」の脳の活性化が実証されたのです。

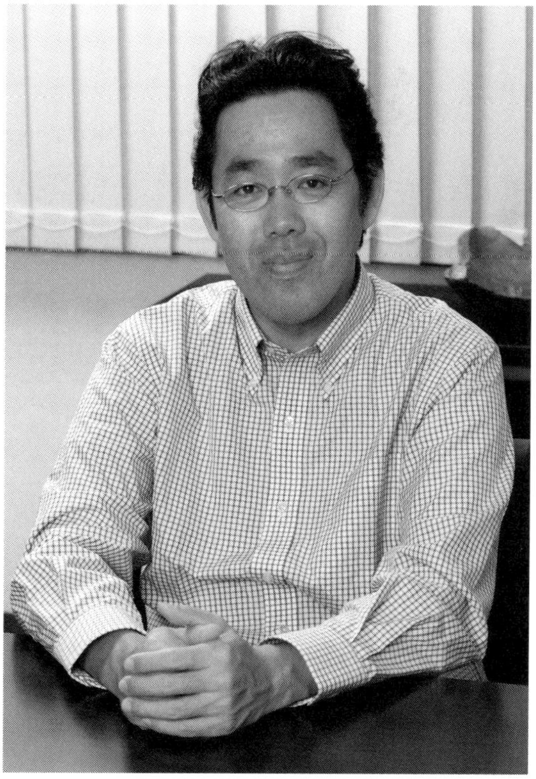

監修 **川島隆太**（東北大学教授）

脳の前頭前野をきたえる習慣が大切

脳の機能低下は前頭前野の衰えが原因です

「知っている人の名前が出てこない」「台所にきたのに、何をしにきたのかわからない」そんな経験をしたことはありませんか。

脳の機能は、実は20歳から低下しはじめることがわかっており、歳をとり、もの忘れが多くなるのは、自然なことです。ただし、脳の衰えに対して何もしなければ、前頭前野の機能は下がっていくばかり。

やがて、社会生活を送ることが困難になっていきます。

人間らしい生活に重要な「前頭前野」の働き

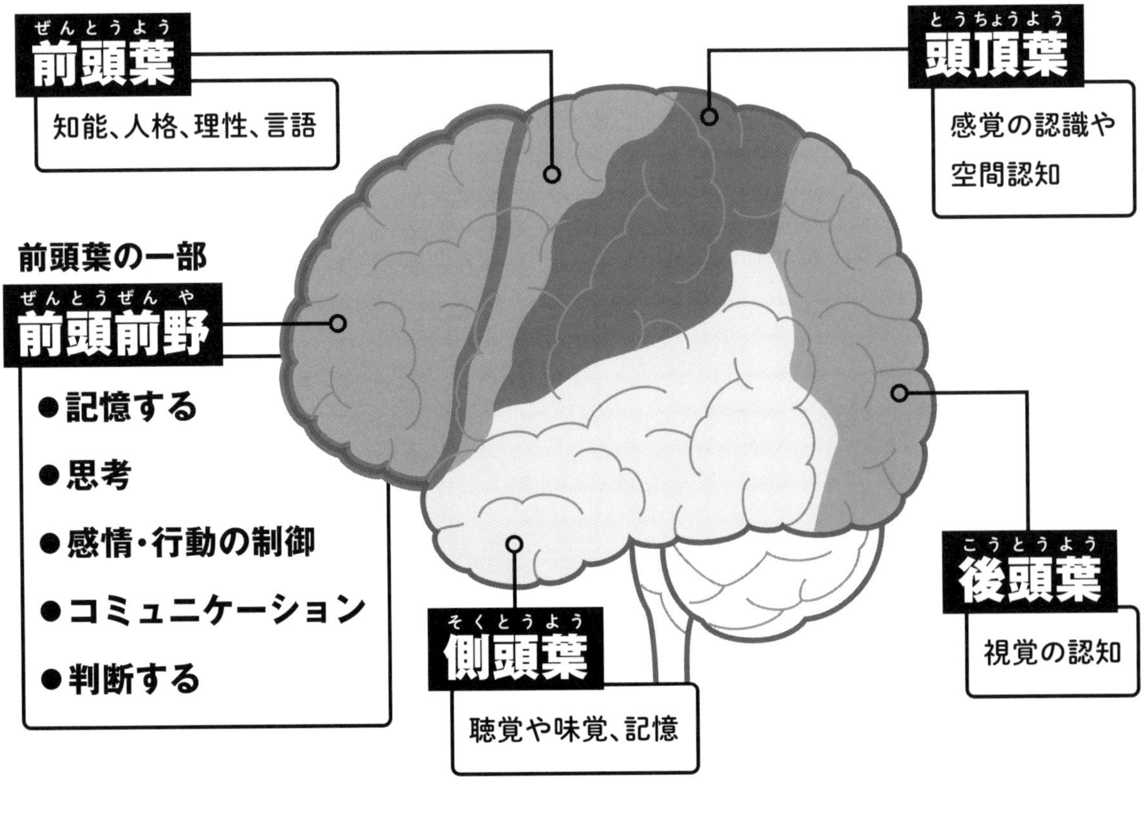

何歳でも脳体操で認知機能が向上！

脳を正しくきたえ脳機能の低下を防ぐ

歳をとれば体の働きが低下するのと同じように、脳の働きも低下していきます。しかし、何もしないで歳をとるのは賢くありません。脳の健康を保つための習慣を身につければ、歳をとってもいきいきと暮らすことができるのです。

私たちの研究では、どの年代であっても、脳をきたえると脳の認知機能が向上することが証明されています。

体の健康のために体を動かすのと同様に、前頭前野（ぜんとうぜんや）を正しくきたえることで、機能の低下を防ぎ、活発に働くように保つことができるのです。特に有効な作業が、実際に手を使って文字や数字を書くこと。

そうです、わかりやすくいえば、「読み書き計算」です。

本書に直接書き込み、脳をきたえましょう

では、テレビを見たり、スマホを使ったりするときの脳は働いているでしょうか?

実は、このときの脳の前頭前野（ぜんとうぜんや）はほとんど使われていません。

パソコンやスマホで文字を入力する際には、画面に出てくる漢字の候補を選択するだけですから、漢字を書く手間も思い出す手間もいらないため、脳を働かせていないわけです。

鉛筆を手に持ち、頭を働かせながら誌面に文字や数字を直接書き込み、脳をきたえましょう。

毎日たった10～15分でいいのです。脳の健康を守ることを習慣づけましょう。

月　日　時間　分　秒　正答数　／1

1 余るピース探し

● 上の絵にあてはまらないピース１つを探しましょう。

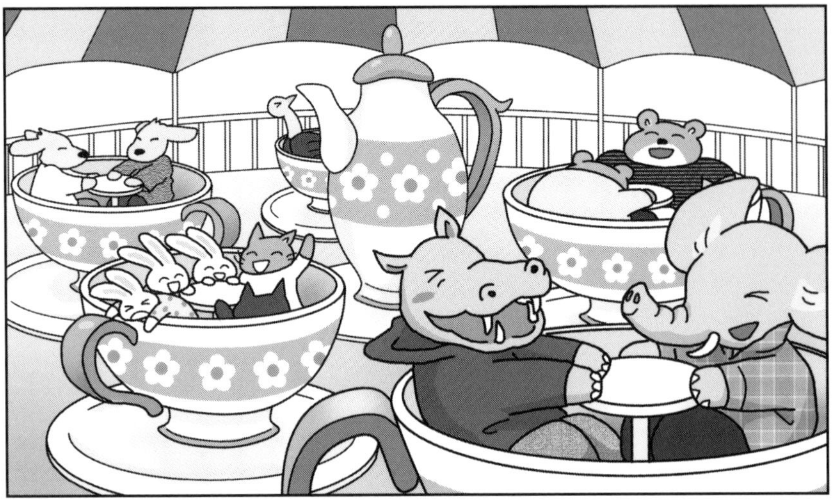

余るピース

A

B

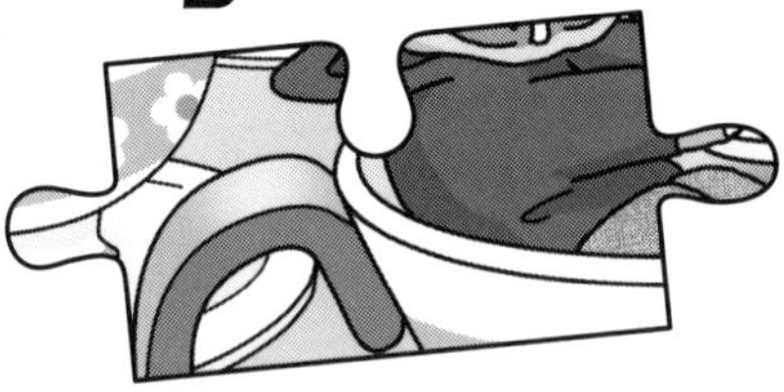

C

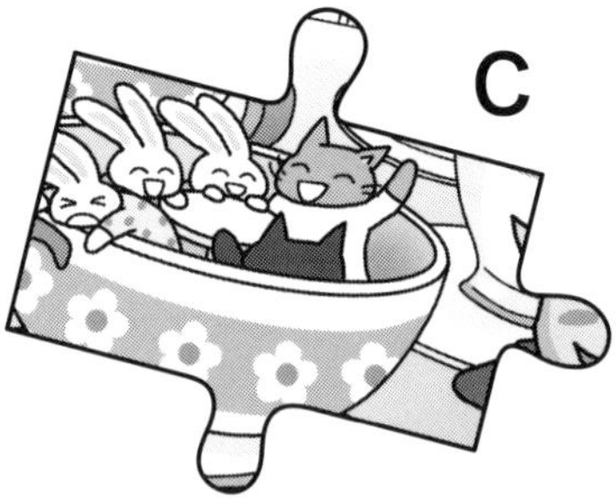

D

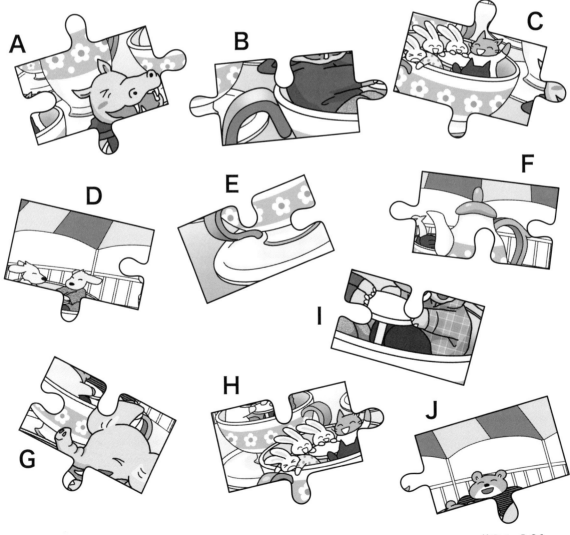

E

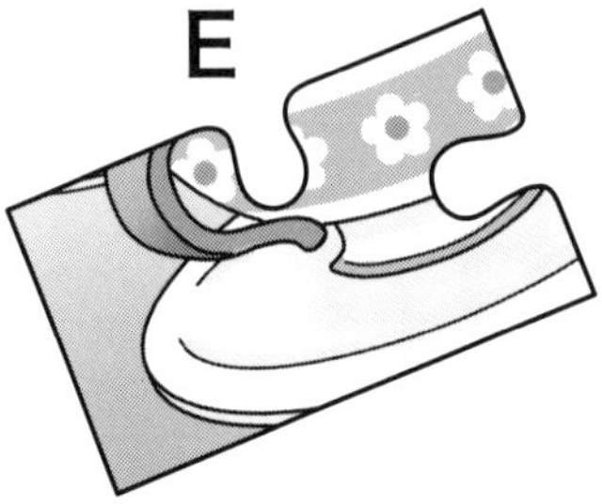

F

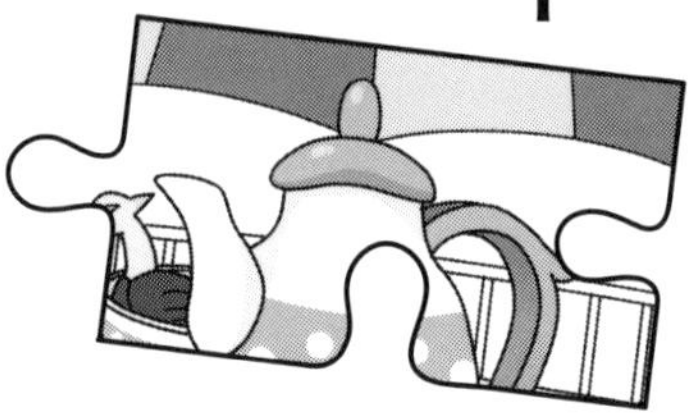

I

G

H

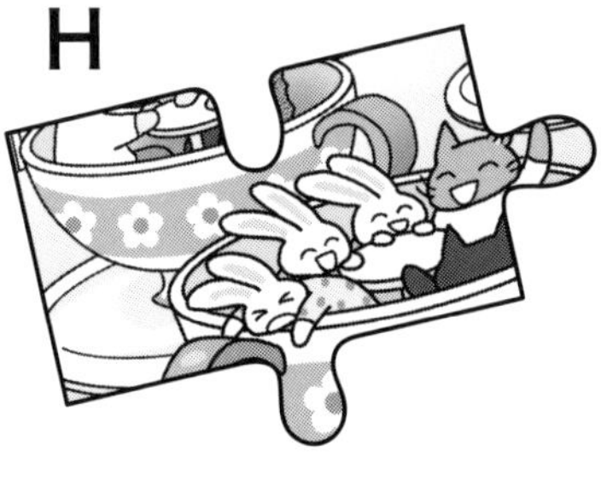

J

答え▶ P.96

2 四字熟語

月　日

時間　分　秒

正答数 ／6

●重なる５つの漢字から四字熟語を見つけましょう。１文字は使いません。

①

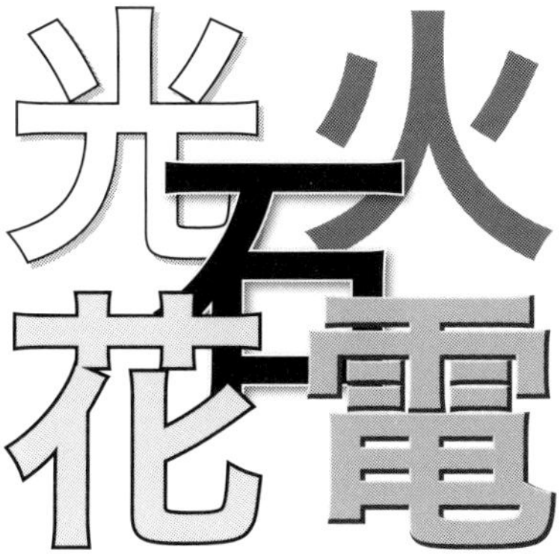

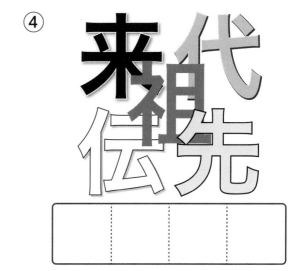

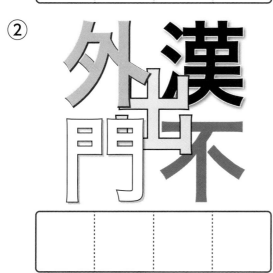

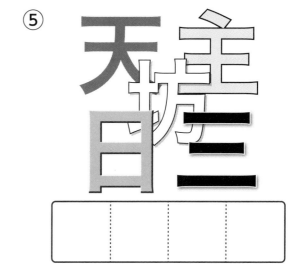

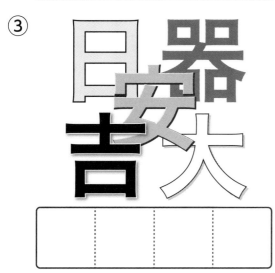

④

②

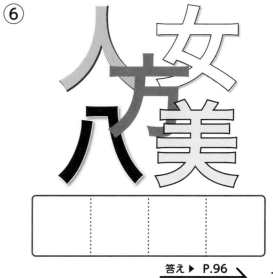

⑤

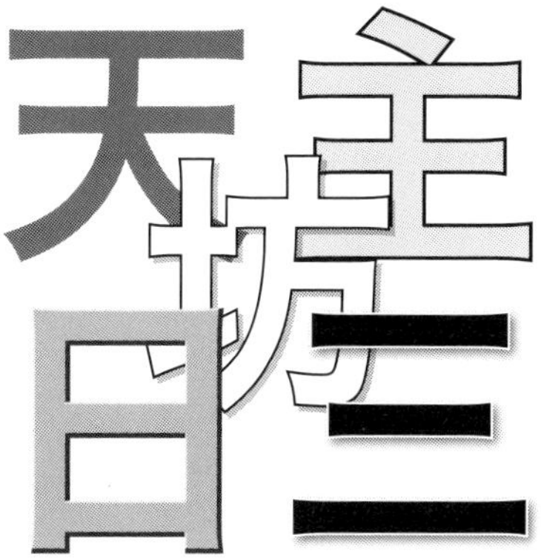

③

⑥

答え▶ P.96

3 同じ答えの式

月　日　時間　分　秒　正答数　／8

●同じ答えの式どうしを線でつなぎましょう。

①

3×9+11	8×4−7
18÷6+14	36÷6+23
21−5+9	7×3−4
5×7−6	9×4+2

②

15÷3+8	2×5+16
8÷4+24	33÷11+7
18−6−2	9×2−4
2×8−2	3×6−5

答え ▶ P.96

4 じゃんけん迷路

（　月　日）　時間　分　秒　正答数 ／39

● じゃんけんで勝ちながら、スタートからゴールまで進みましょう。（①の例：パーが勝つグーに進み、グーが勝つチョキに進みます。※斜めには進めず、同じマスは２回通れません。）

①

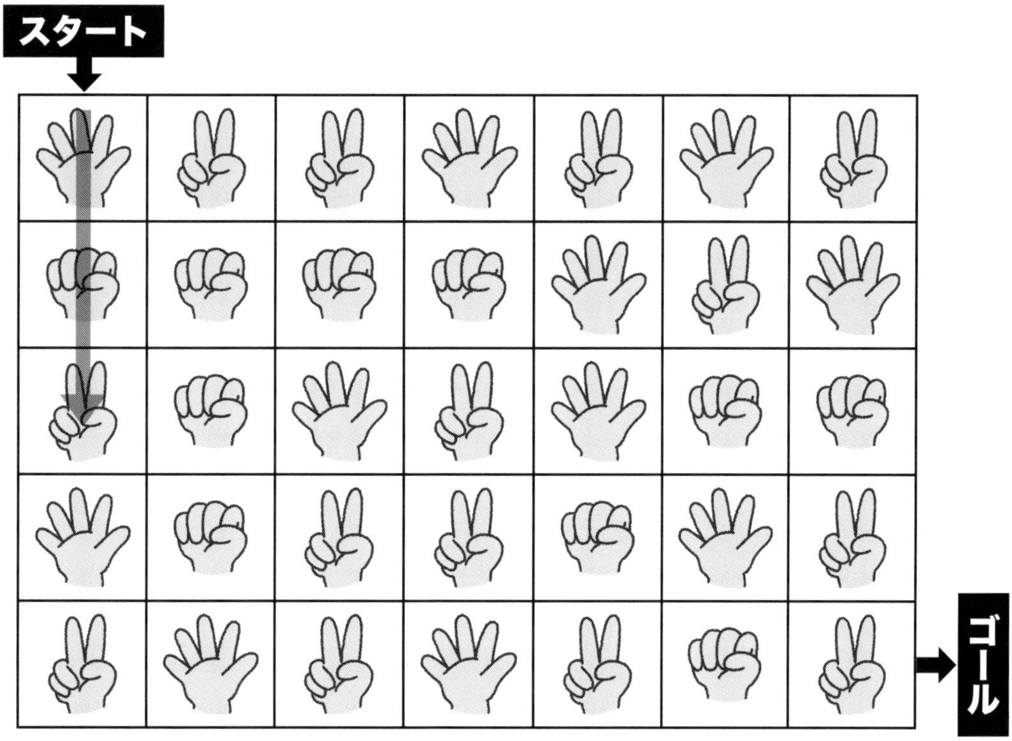

②

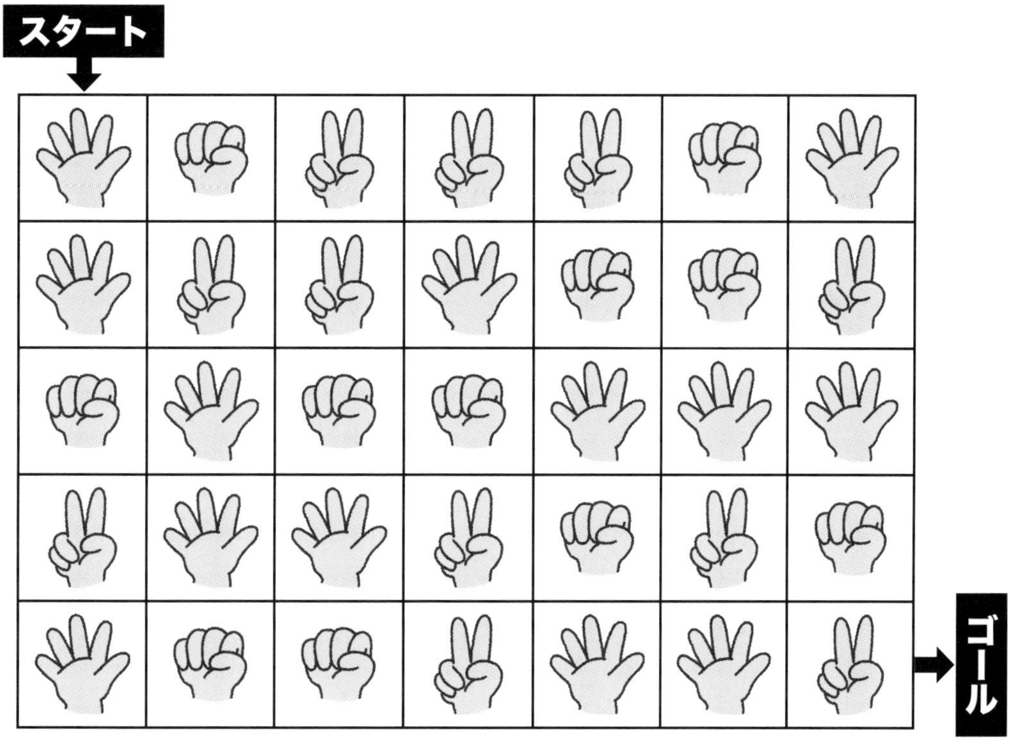

答え▶ P.96

5 三字熟語ジグソー

月　日　時間　分　秒　正答数　／6

●ちぎれてしまった三字熟語を答えましょう。文字の順がバラバラなものもあります。

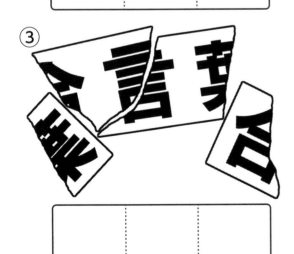

①

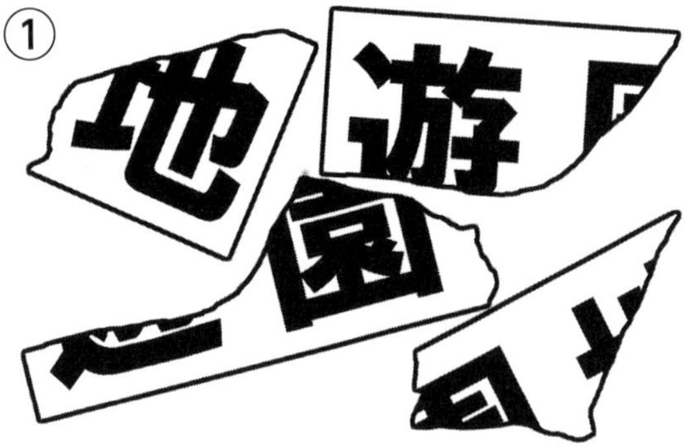

④

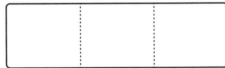

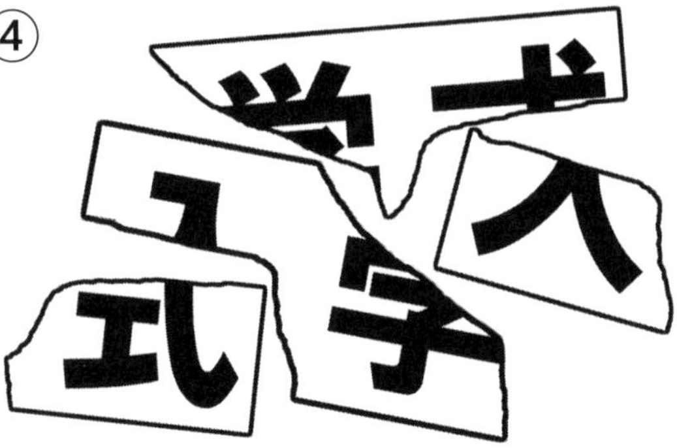

②

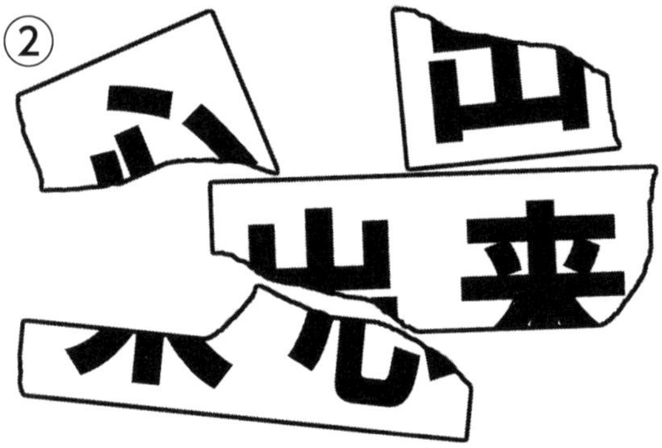

⑤

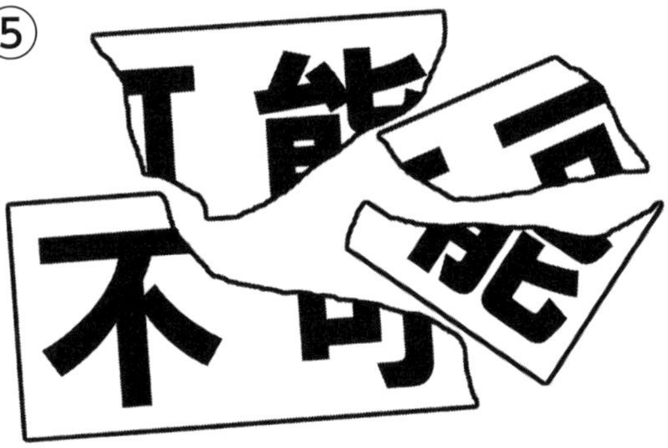

③

⑥

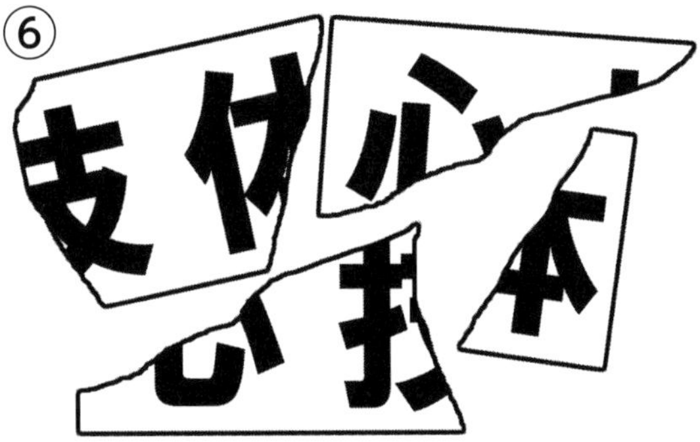

答え▶ P.97

月　日　時間　分　秒

6 なぞり書きと音読

●なぞり書きし、声に出して読みましょう。「銀河鉄道の夜」（宮沢賢治）

気がついてみると、さっきから、ごとごとごとごと、ジョバンニの乗っている小さな列車が走りつづけていたのでした。ほんとうにジョバンニは、夜の軽便（けいべん）鉄道の、小さな黄いろの電燈（でんとう）のならんだ車室に、窓から外を見ながら座っていたのです。

7 イラスト間違い探し

月　日

時間　分　秒

正答数　／8

●下の絵には８か所、上と異なる部分があります。それを探して○で囲みましょう。

間違い
8か所

正

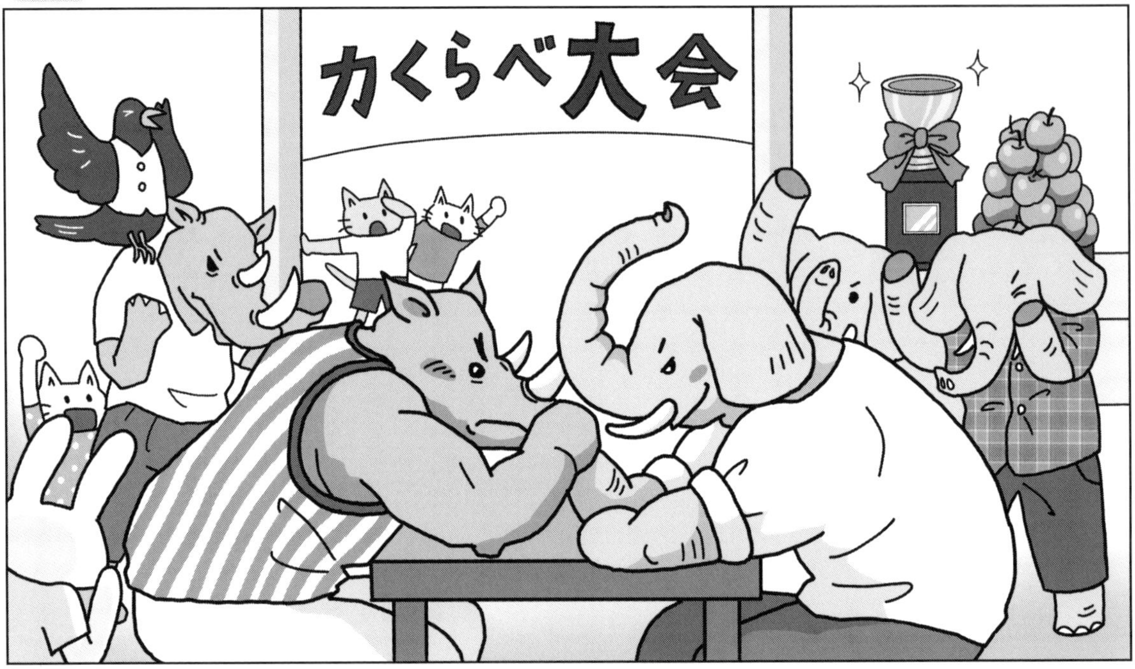

誤

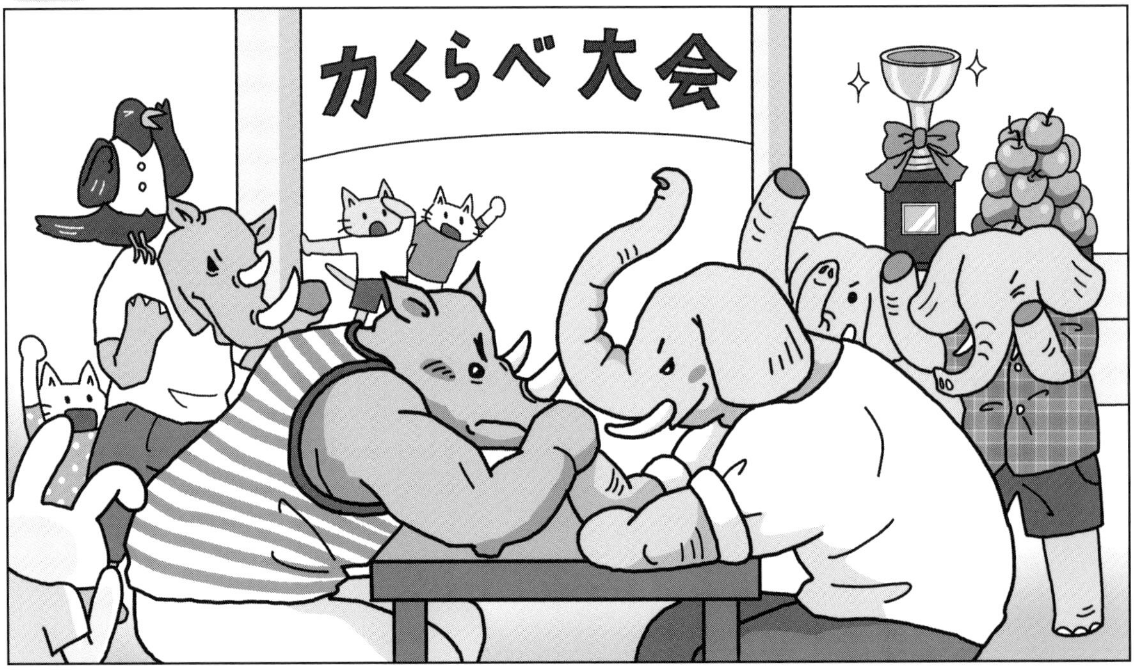

答え▶ P.97

8 ことわざ慣用句の線つなぎ

月　日　時間　分　秒　正答数　／7

●Aから B、B から C に線をつなぎ、ことわざ・慣用句７つを完成させましょう。

A	B	C
天は	高く	送る
泣く	塩を	立つ
虫の	食わぬ	与えず
枕を	二物を	悪い
敵に	足	黙る
浮き	子も	顔
何	居所が	する

答え▶ P.97

9　　月　日　　時間　分　秒　　正答数　／1

数字のキャンディー

●みほんと同じ数字が入ったものを記号で答えましょう。

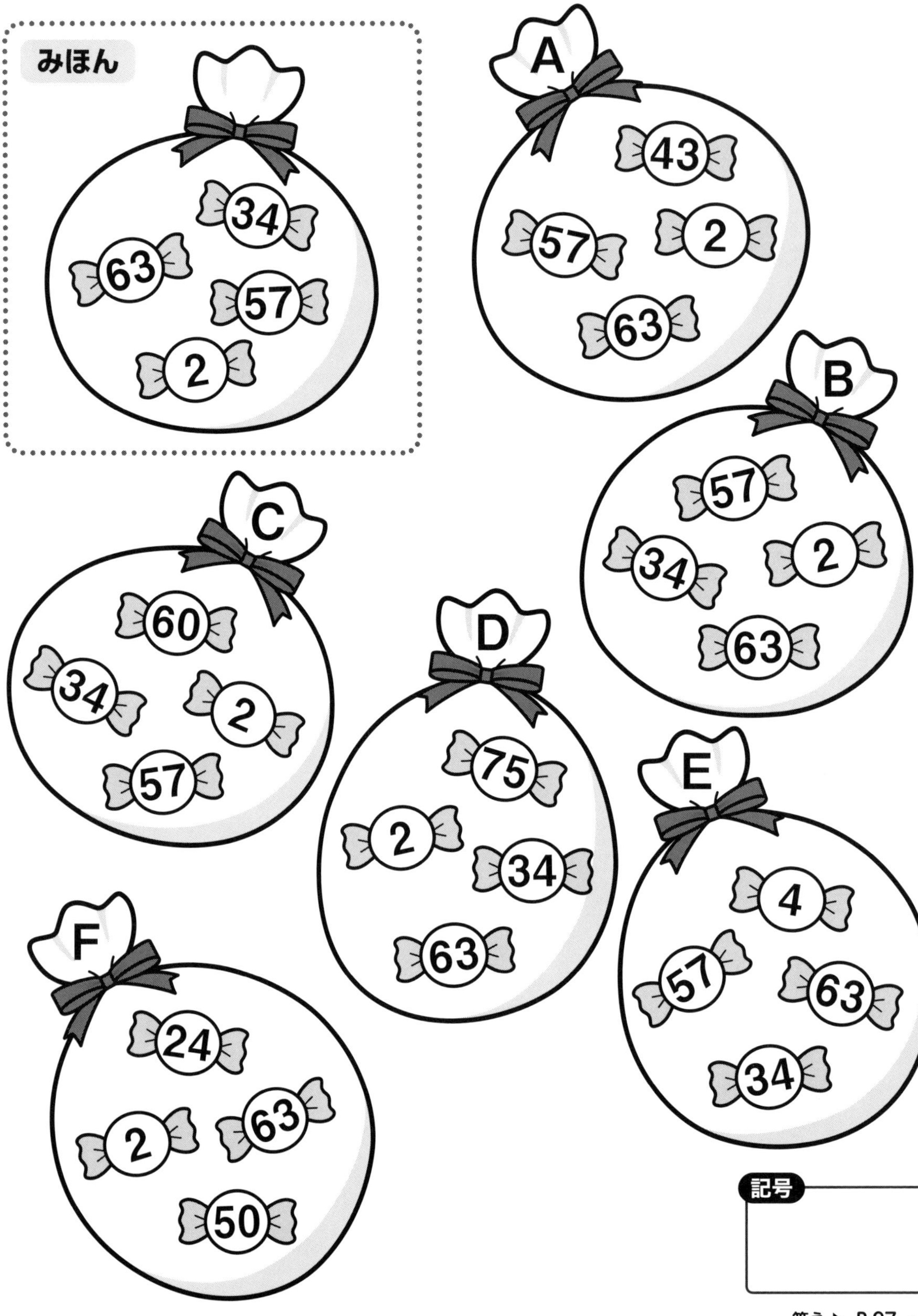

記号

答え ▶ P.97

10 ことわざ慣用句リレー

月　日　　時間　分　秒　　正答数　／11

● リストから漢字を選びマスに入れましょう。矢印でつながったマスには、同じ字を入れます。なお、リストには使わない字が３つあります。

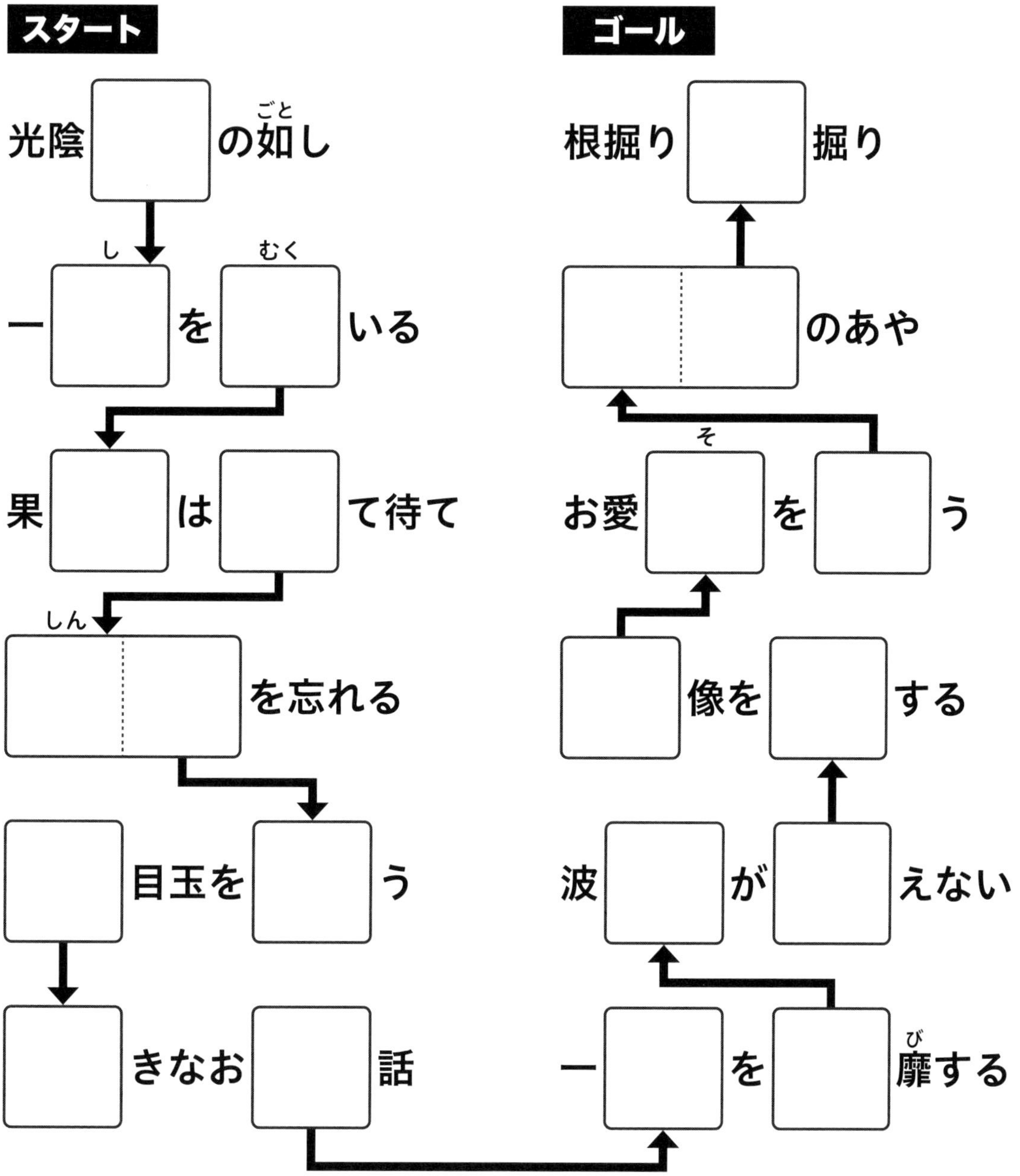

リスト

寝	想	矢	葉	大	言	木
絶	世	金	報	風	足	食

答え▶ P.98

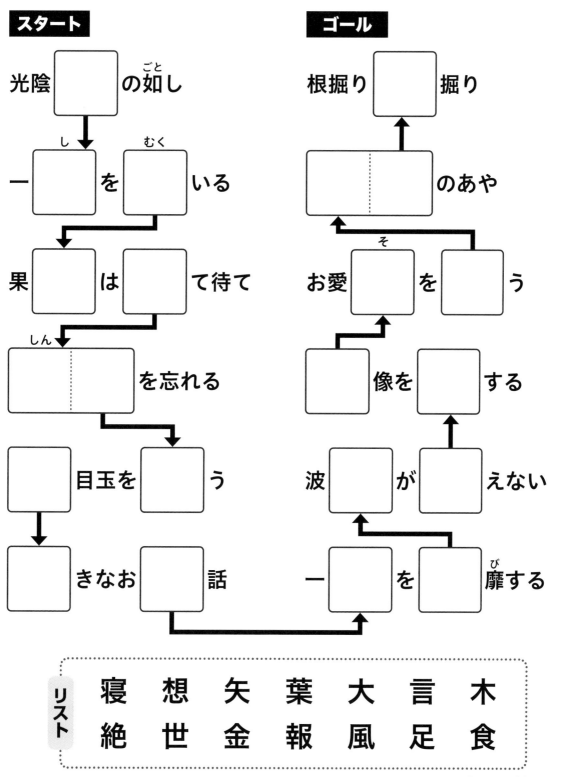

11

月　日

時間　分　秒

正答数　／1

仲間はずれ探し

●下の絵の中に、1つだけ違うものがあります。それを探して○で囲みましょう。

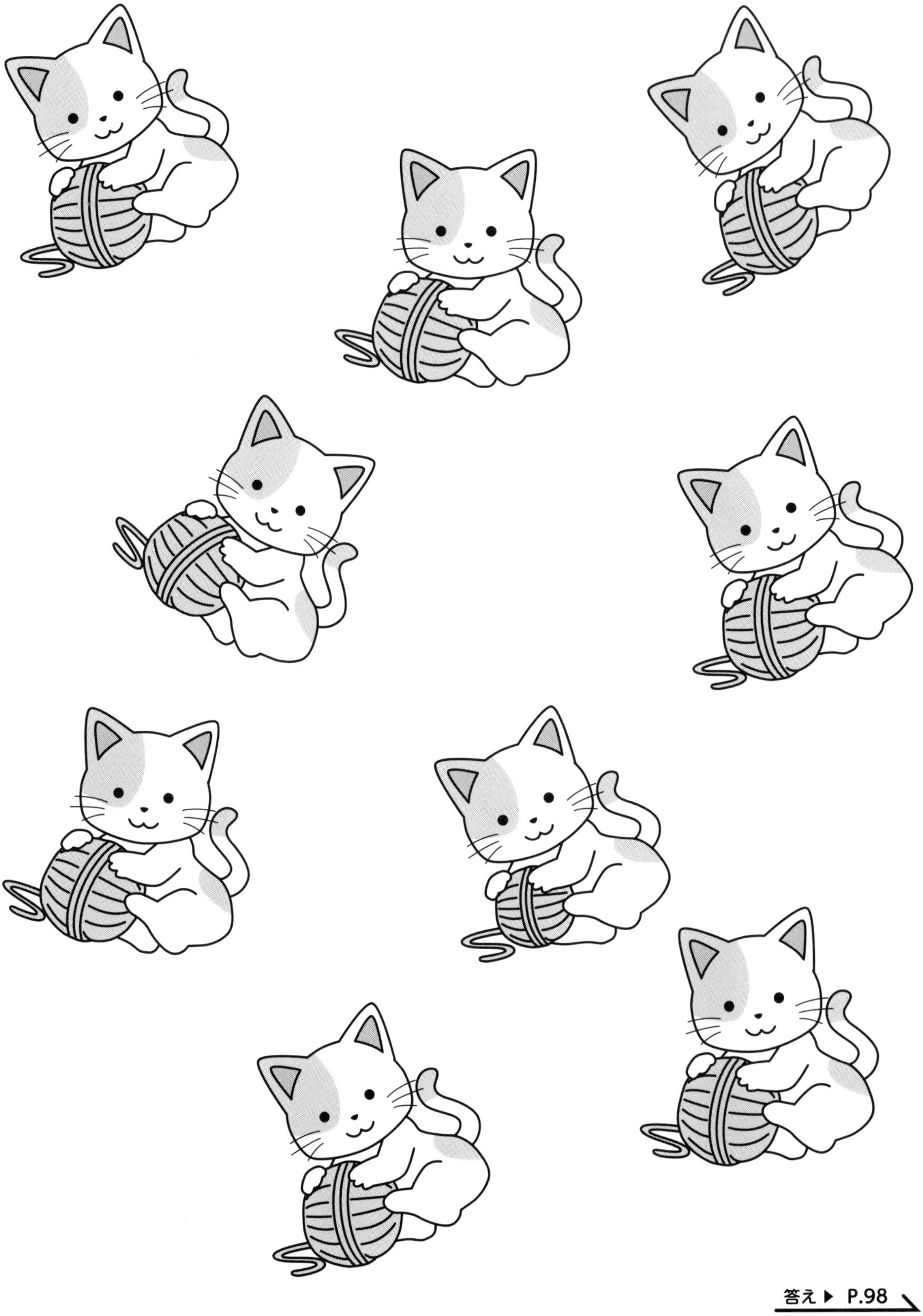

答え▶ P.98

12 二字熟語

月　日　時間　分　秒　正答数　／18

●二字熟語の読みをひらがなで書きましょう。

① 小豆	（　　）	⑩ 書斎	（　　）
② 併設	（　　）	⑪ 海老	（　　）
③ 太刀	（　　）	⑫ 誠実	（　　）
④ 干支	（　　）	⑬ 著名	（　　）
⑤ 素朴	（　　）	⑭ 紳士	（　　）
⑥ 補佐	（　　）	⑮ 眺望	（　　）
⑦ 娯楽	（　　）	⑯ 今朝	（　　）
⑧ 妥当	（　　）	⑰ 曖昧	（　　）
⑨ 侮辱	（　　）	⑱ 里芋	（　　）

答え ▶ P.99

月　日　時間　分　秒　正答数　/11

13 ひらがな計算

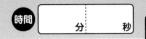

計算をして、答えを数字で書きましょう。文字を数字で書いて計算してもOKです。

① さんじゅうわるさんたすきゅう ＝

② ろくたすにじゅうひくきゅう ＝

③ ななじゅうひくじゅうはちたすご ＝

④ ごじゅうろくたすはちたすろく ＝

⑤ よんじゅうわるにひくじゅうなな ＝

⑥ さんたすななじゅうろくひくいち ＝

⑦ ごたすじゅうきゅうひくいち ＝

⑧ ごじゅうごかけるにたすじゅうご ＝

⑨ はちじゅうひくはちひくじゅうに ＝

⑩ はちかけるにたすごじゅうろく ＝

⑪ ろくわるにたすさんじゅうさん ＝

答え ▶ P.99

14

月　日　時間　分　秒　正答数 /24

食べ物シークワーズ

● リストの食べ物の名前をタテ・ヨコ・ナナメの８方向から探して、「オヤキ」のように線を引きましょう。なお、使わないマスが４つあります。

オ	ヤ	キ	ド	ウ	フ	グ	カ
ム	ン	ポ	ト	フ	ラ	オ	レ
ラ	オ	シ	ン	タ	ピ	タ	ー
イ	ン	メ	ン	タ	マ	イ	ラ
ス	ユ	サ	ラ	ダ	リ	ヤ	イ
ウ	ウ	バ	ソ	キ	ヤ	キ	ス
ン	ド	ツ	カ	チ	ン	メ	イ
ア	ギ	ン	チ	モ	ワ	シ	カ

リスト

見つけた言葉には☑を入れましょう。　※カッコ内の言葉は使いません。

□アン（餡）　□フグ　□ユバ（湯葉）　□ウドン（うどん）　☑オヤキ
□サラダ　□スイカ（西瓜）　□ピラフ　□ポトフ　□グラタン
□カツドン（カツ丼）　□シメサバ　□スキヤキ（すき焼き）
□タイヤキ（たい焼き）　□タピオカ　□タンシオ（タン塩）
□タンメン　□ヤキソバ（焼きそば）　□ヤキメシ（焼き飯）
□オムライス　□カシワモチ（柏餅）　□キリタンポ　□メンチカツ
□ヤキドウフ（焼き豆腐）　□カレーライス

※言葉は右から左、下から上につながることもあります。
また、１つの文字を複数の言葉で共有することもあります。

答え ▶ P.99

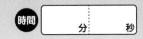

15 違うピース探し

月　日　　時間　分　秒　　正答数　／1

●絵がバラバラのピースになりました。違うピース１つを記号で答えましょう。

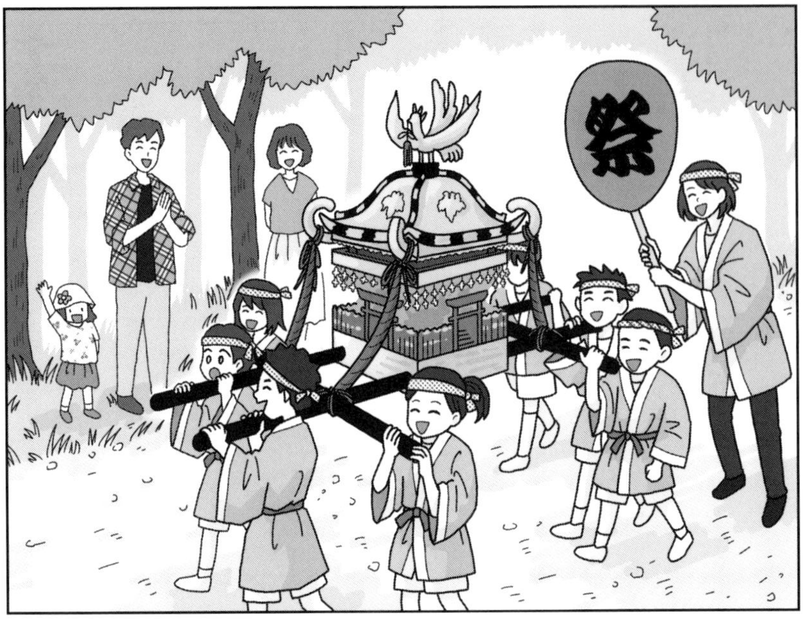

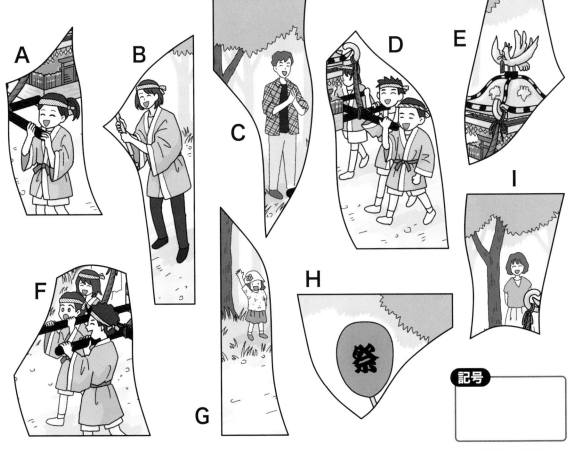

記号

答え▶ P.99

16 漢字パーツ

月　日

時間　分　秒

正答数　/18

● あてはまる漢字の部分を書き、熟語を完成させましょう。

① 新 天 □也	⑦ □刖 人 未 □沓
② 艮□ 戦 力	⑧ 新 □東 代 訁□
③ □各 地 裏	⑨ 衤□ 交 □辛 令
④ 討 訁□ 会	⑩ □㝵 意 氵□ 面
⑤ 糸□ 婚 式	⑪ 真 □刂 □券 負
⑥ 直 談 □刂	⑫ 終 □台 一 毌□

答え ▶ P.100

月　日　　時間　分　秒　　正答数　／8

17 何分たった？

●進んだ時間を答えましょう。ただし時計の針は1周(12時間)以上進んでいません。

①

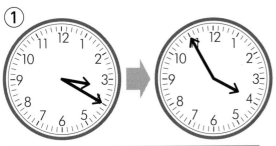

分

②

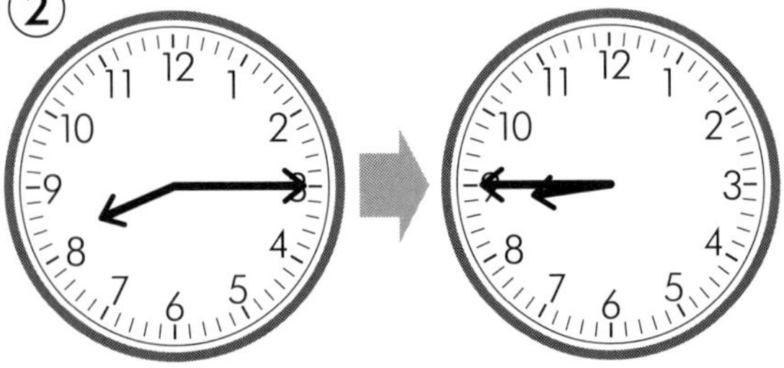

分

③

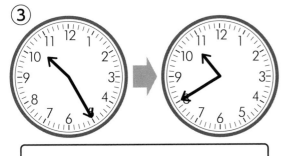

分

④

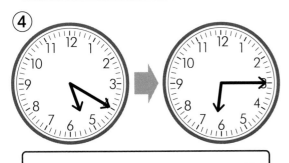

分

⑤

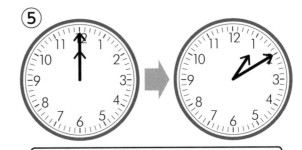

時間　分

⑥

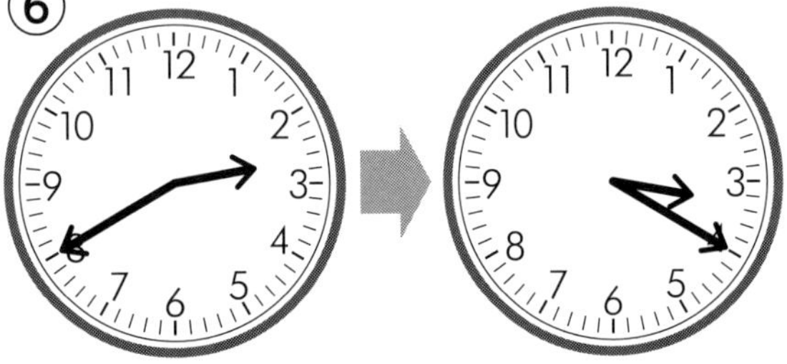

分

⑦

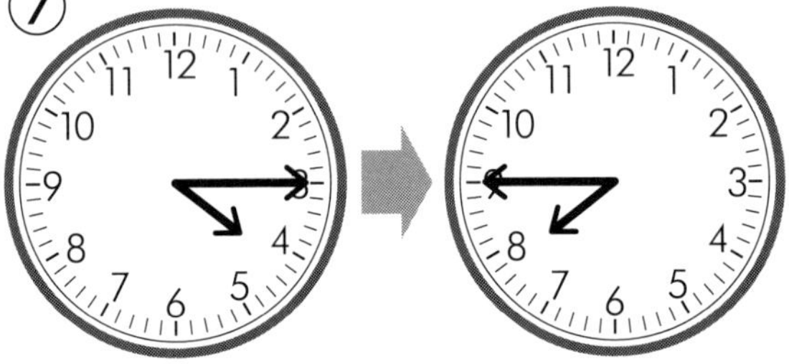

時間　分

⑧

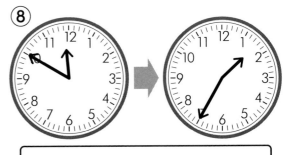

時間　分

答え▶P.100

18

月　日

時間　分　秒

正答数　/13

午を探そう

●絵の中から「午(うま)」という字を13個探して○で囲みましょう。

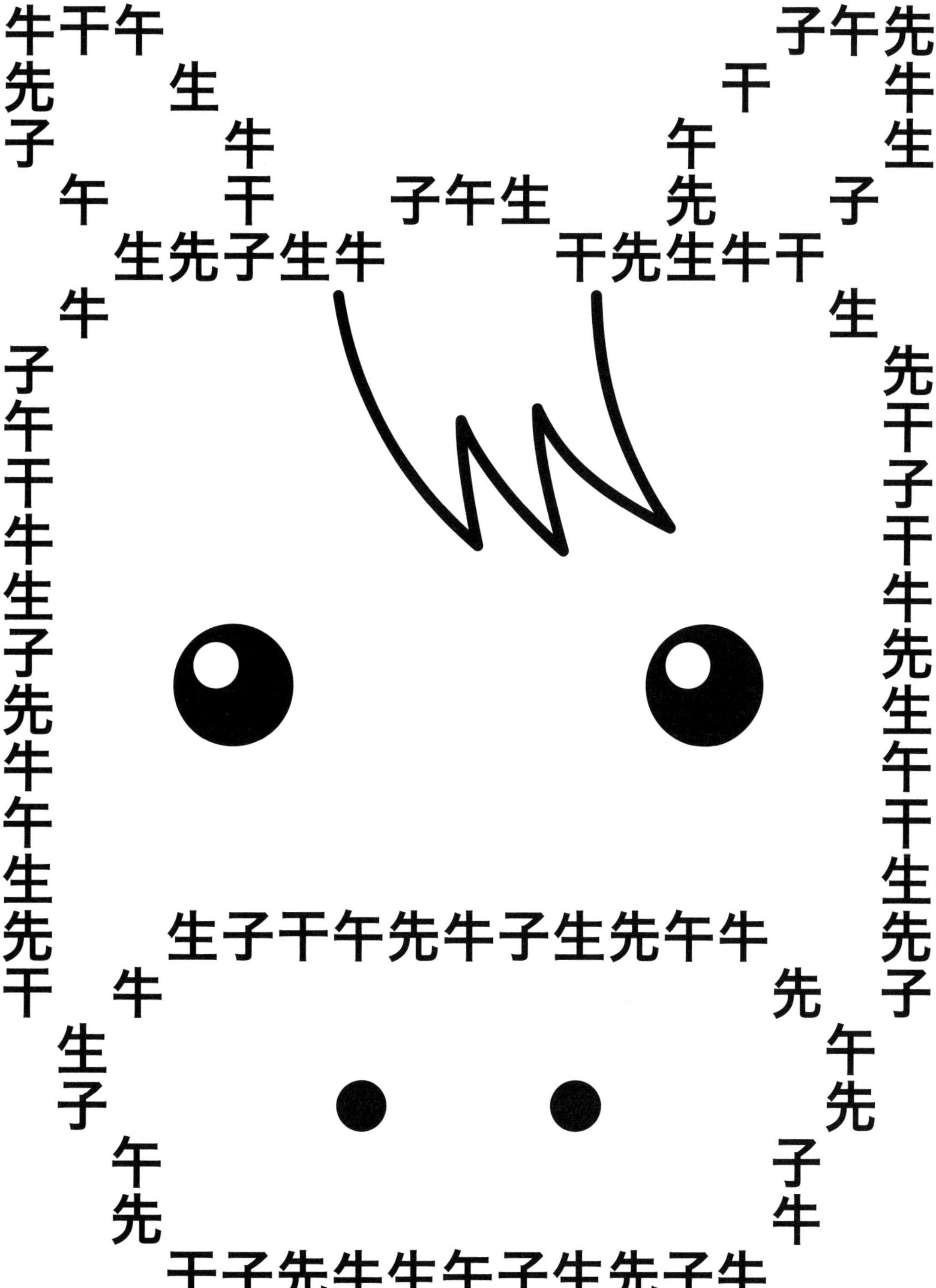

答え▶P.100

19 難読なぞり書き

月　日　時間　分　秒　正答数　/12

●次の漢字をなぞり、読みを書きましょう。

① 珍味
読み（　　）

② 真面目
読み（　　）

③ 真珠
読み（　　）

④ 蛍
読み（　　）

⑤ 購入
読み（　　）

⑥ 脱帽
読み（　　）

⑦ 御意
読み（　　）

⑧ 算盤
読み（　　）

⑨ 珈琲
読み（　　）

⑩ 途端
読み（　　）

⑪ 漁火
読み（　　）

⑫ 只事
読み（　　）

答え▶P.101

月　日　時間　分　秒　正答数　／6

20 四字熟語

●重なる５つの漢字から四字熟語を見つけましょう。１文字は使いません。

①

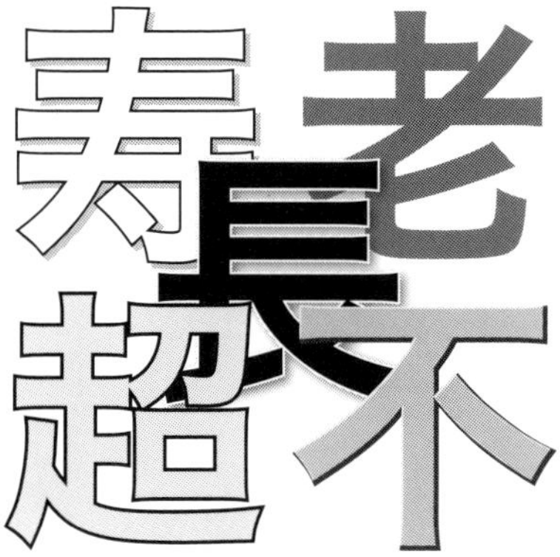

②

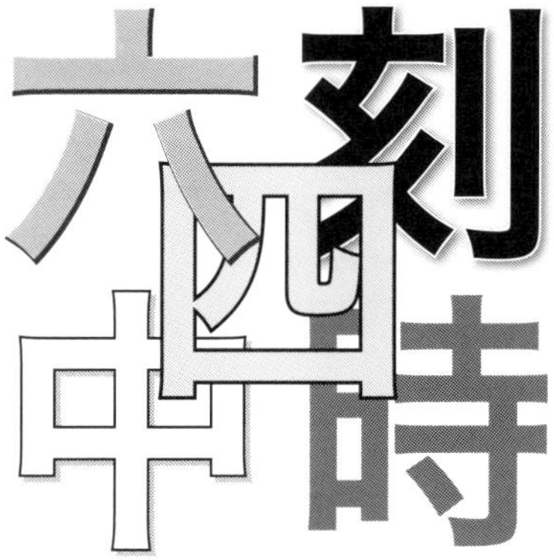

③

④

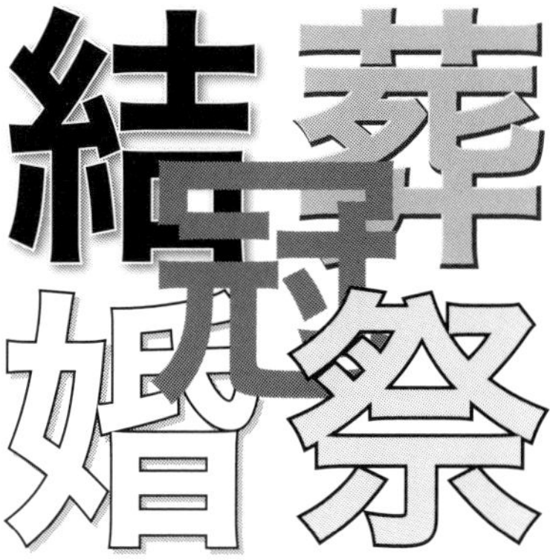

⑤

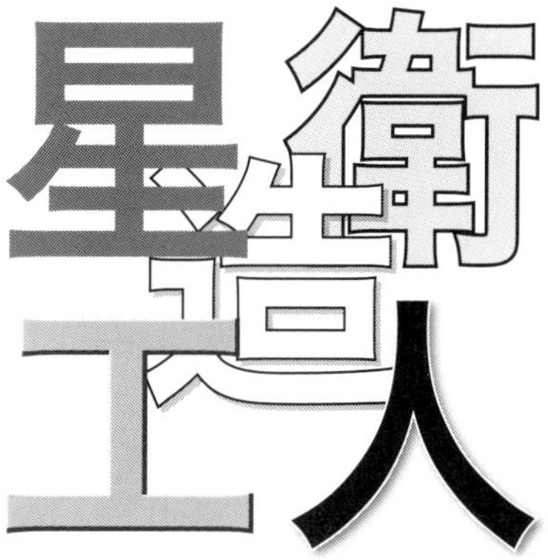

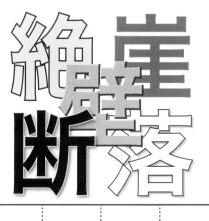

⑥

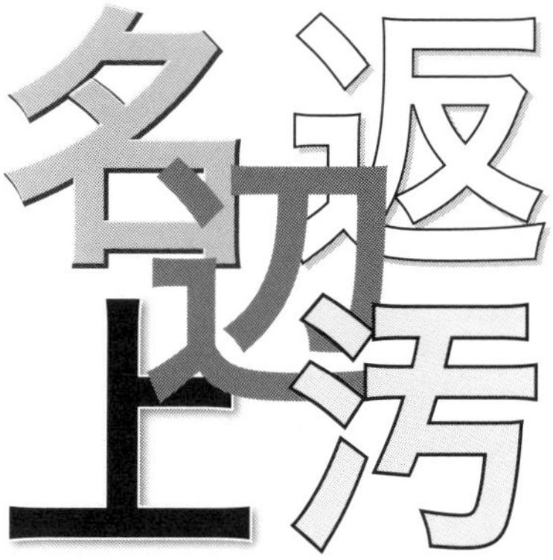

答え▶P.101

21

月　　日

時間　　分　　秒

正答数　　／4

文具足し算

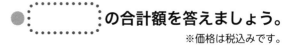

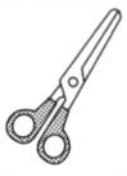 440円　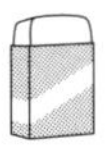 110円　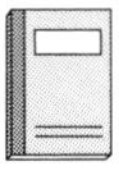 170円

● の合計額を答えましょう。

※価格は税込みです。

①

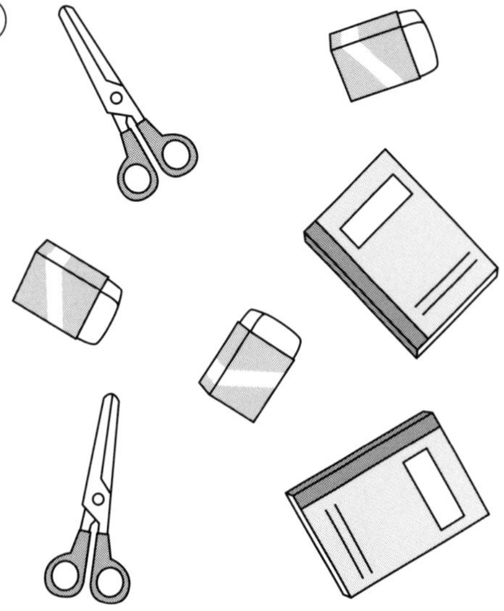

円

③

円

②

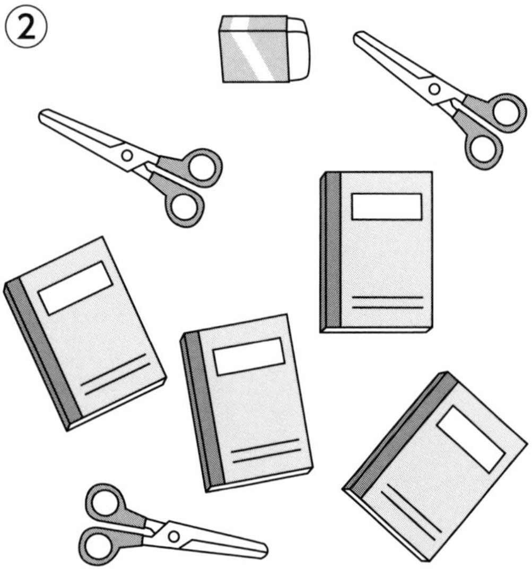

円

④

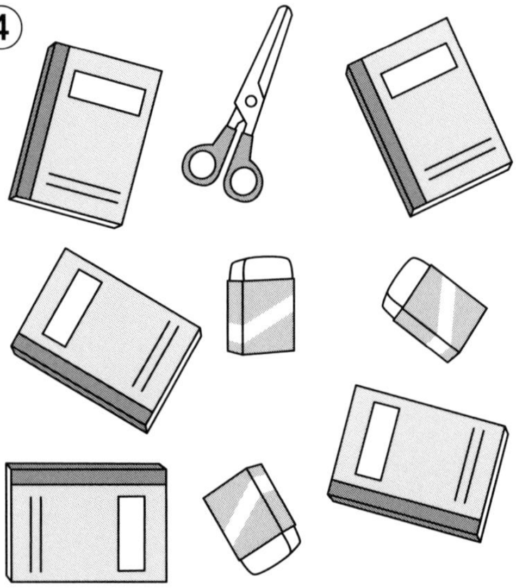

円

答え ▶ P.101

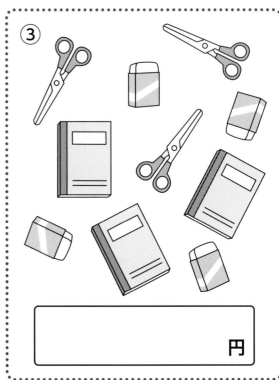

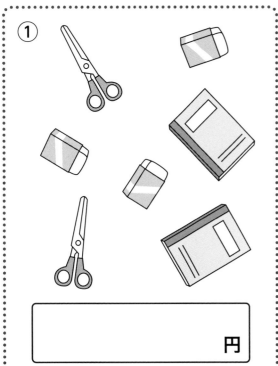

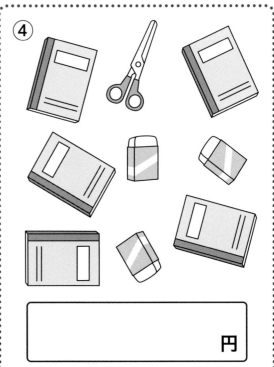

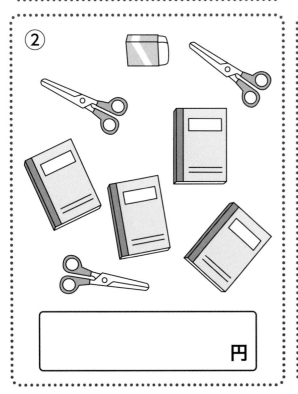

22

月　日

時間　分　秒

正答数　／6

文字間違い探し

●「富士山」がテーマのひらがな絵です。この中に、周囲と違うひらがながまざっていますので、それを探して○で囲みましょう。

間違い　6か所

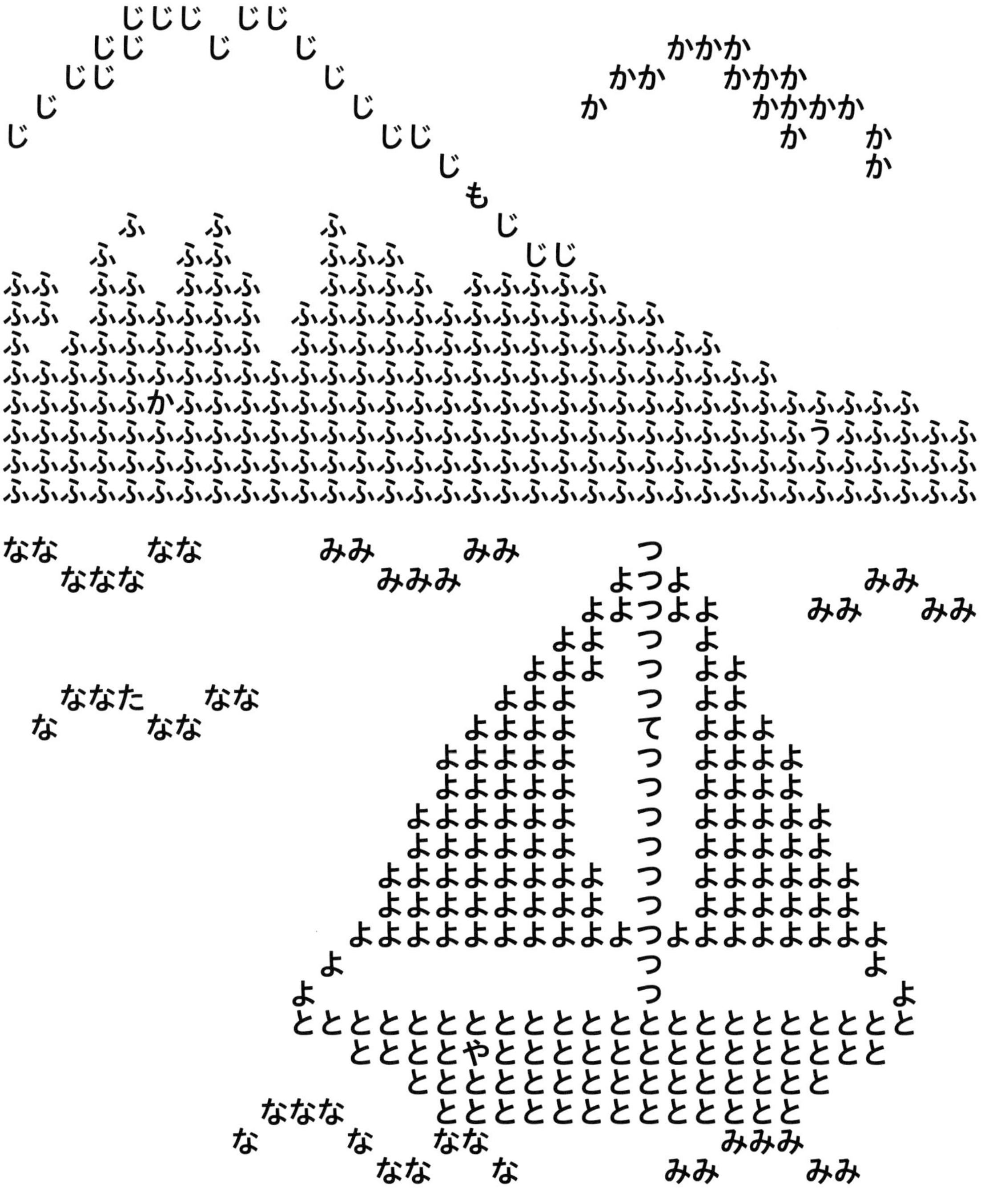

答え▶P.101

月　日　　時間　分　秒　　正答数　/11

ことわざ慣用句リレー

● リストから漢字を選びマスに入れましょう。矢印でつながったマスには、同じ字を入れます。なお、リストには使わない字が3つあります。

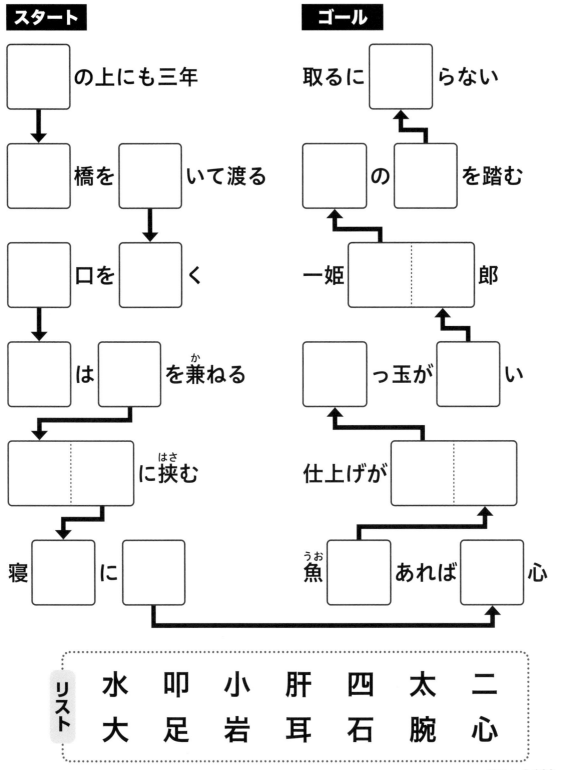

スタート

□の上にも三年

□橋を□いて渡る

□口を□く

□は□を兼(か)ねる

□□に挟(はさ)む

寝□に□

ゴール

取るに□らない

□の□を踏む

一姫□□郎

□っ玉が□い

仕上げが□□

魚(うお)□あれば□心

リスト

水　叩　小　肝　四　太　二
大　足　岩　耳　石　腕　心

答え ▶ P.102

月　日　時間　分　秒　正答数　/18

24 二字熟語

● 二字熟語の読みをひらがなで書きましょう。

① 玄人〔　　〕
② 妖艶〔　　〕
③ 苛酷〔　　〕
④ 花壇〔　　〕
⑤ 連携〔　　〕
⑥ 実践〔　　〕
⑦ 鍵盤〔　　〕
⑧ 徹底〔　　〕
⑨ 節度〔　　〕
⑩ 貢献〔　　〕
⑪ 世相〔　　〕
⑫ 了承〔　　〕
⑬ 困難〔　　〕
⑭ 屈指〔　　〕
⑮ 応募〔　　〕
⑯ 信念〔　　〕
⑰ 奮起〔　　〕
⑱ 白髪〔　　〕

答え ▶ P.102

月　日　　時間　分　秒　　正答数　/9

25 筆算

●筆算で計算しましょう。

①
$$\begin{array}{r} 35 \\ +\ 12 \\ \hline \square \end{array}$$

②
$$\begin{array}{r} 45 \\ +\ 15 \\ \hline \square \end{array}$$

③
$$\begin{array}{r} 29 \\ +\ 53 \\ \hline \square \end{array}$$

④
$$\begin{array}{r} 50 \\ -\ 23 \\ \hline \square \end{array}$$

⑤
$$\begin{array}{r} 68 \\ -\ 14 \\ \hline \square \end{array}$$

⑥
$$\begin{array}{r} 33 \\ -\ 17 \\ \hline \square \end{array}$$

⑦
$$\begin{array}{r} 21 \\ \times\ 23 \\ \hline \square \\ \square \\ \hline \square \end{array}$$

⑧
$$\begin{array}{r} 14 \\ \times\ 14 \\ \hline \square \\ \square \\ \hline \square \end{array}$$

⑨
$$\begin{array}{r} 35 \\ \times\ 25 \\ \hline \square \\ \square \\ \hline \square \end{array}$$

答え ▶ P.102

月　日　時間　分　秒　正答数　／7

26 イラスト間違い探し

●下の絵には７か所、上と異なる部分があります。それを探して○で囲みましょう。

間違い
7か所

正

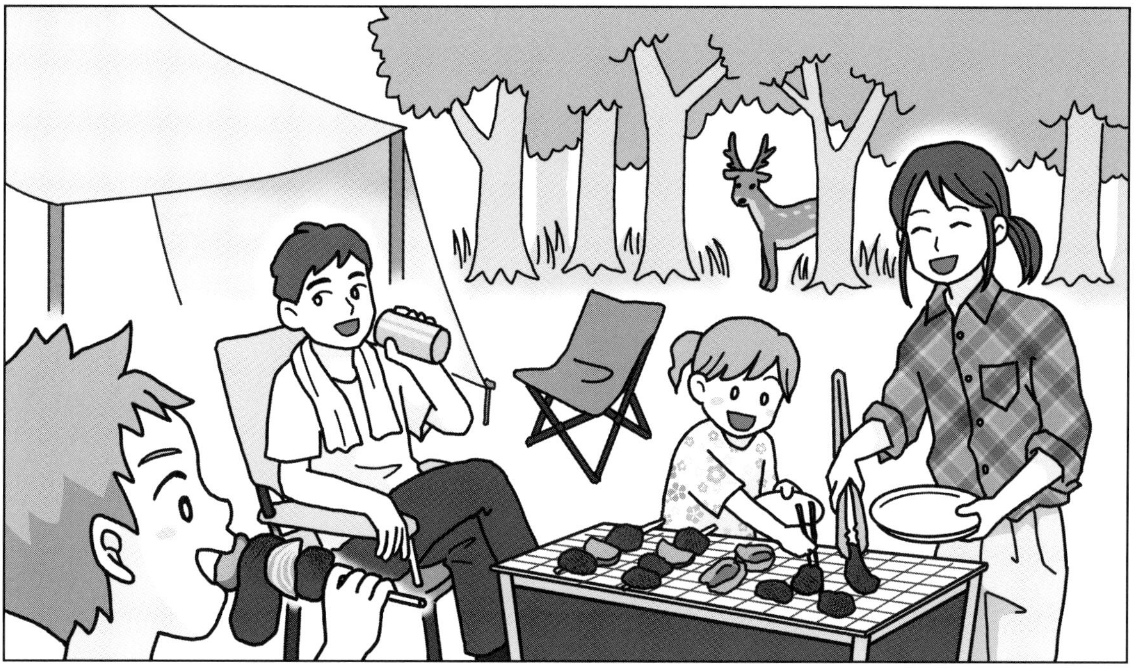

誤

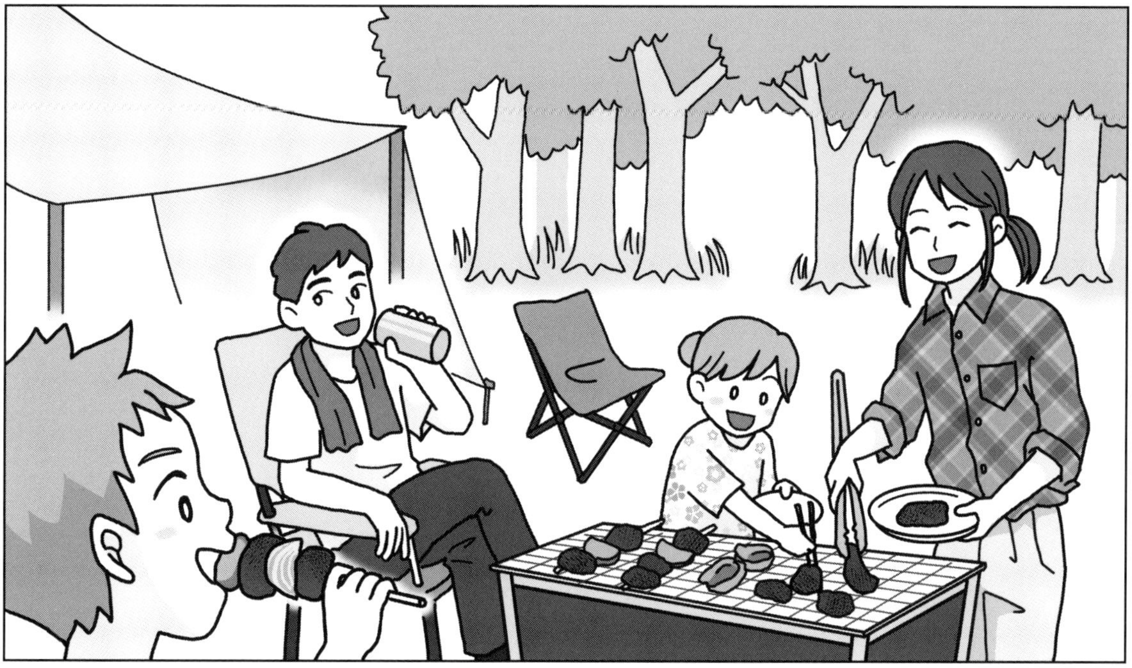

答え▶P.103

27 漢字パーツ

●あてはまる漢字の部分を書き、熟語を完成させましょう。

① □斤　聞　紙

② 七　□畐　神

③ □力　馴　染□

④ 依　束□　人

⑤ □言　号　機

⑥ 境　界　糸□

⑦ 文　□月　開　□匕

⑧ 平　□急　無□　事

⑨ 方　向　□云　換

⑩ 満　場□　一　至□

⑪ □灬　我　□夢　中

⑫ 免　□午　皆　亻□

答え ▶ P.103

月　日　時間　分　秒　正答数　／1

28 数字のキャンディー

●みほんと同じ数字が入ったものを記号で答えましょう。

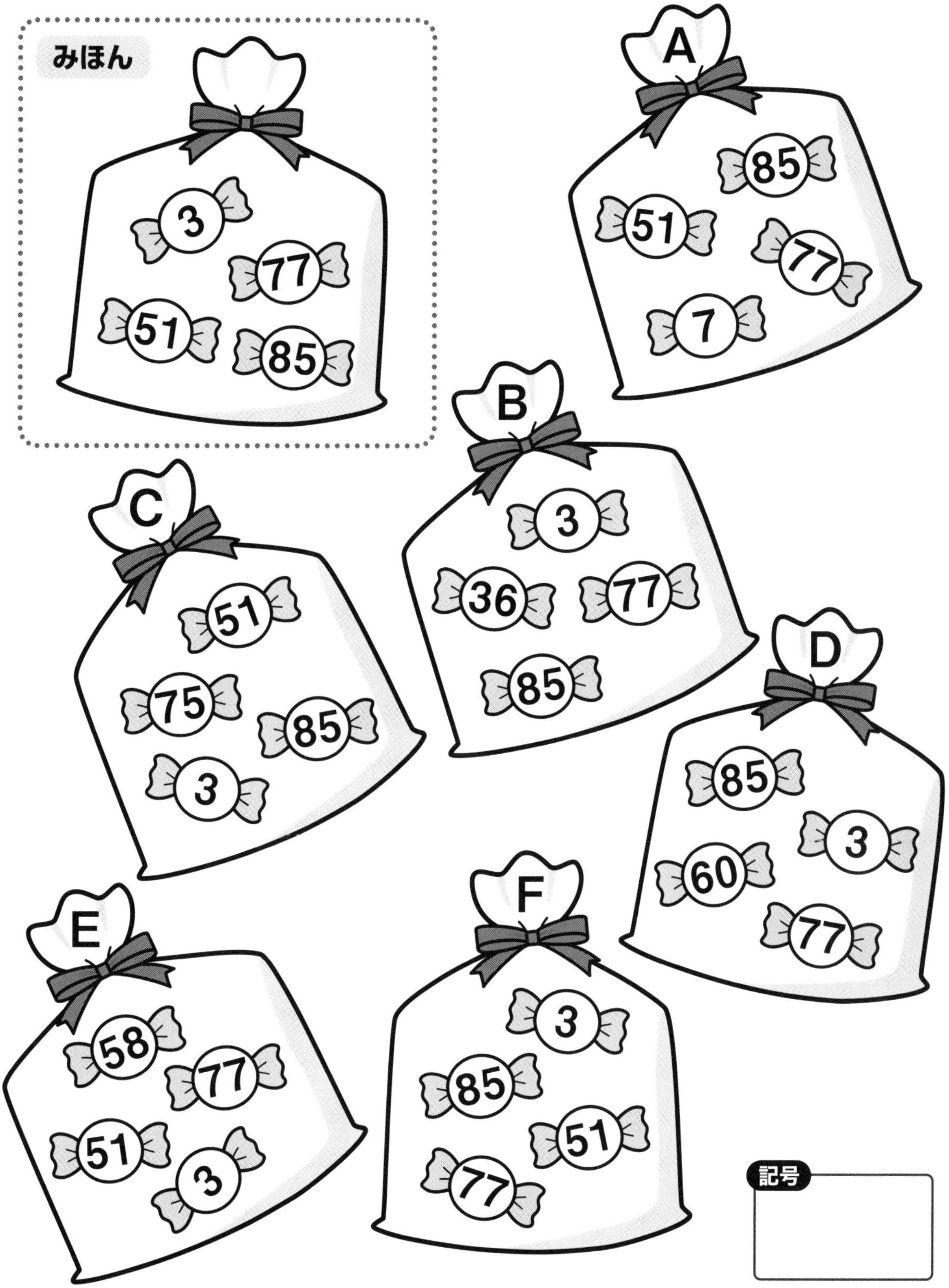

記号

答え ▶ P.103

月　日　時間　分　秒　正答数　／6

29 三字熟語ジグソー

●ちぎれてしまった三字熟語を答えましょう。文字の順がバラバラなものもあります。

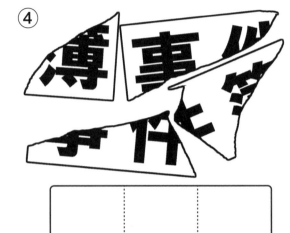

①

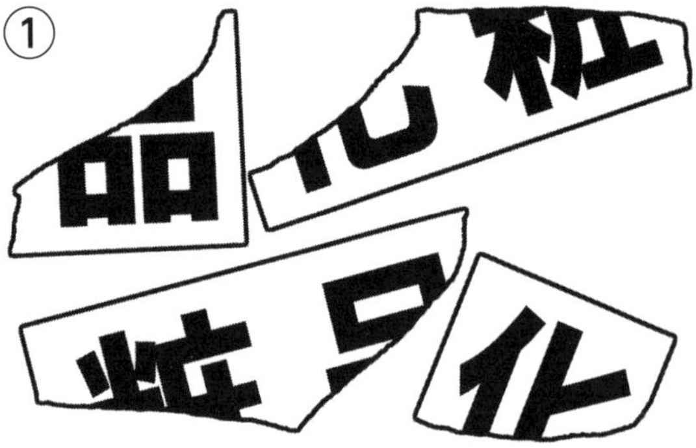

④

②

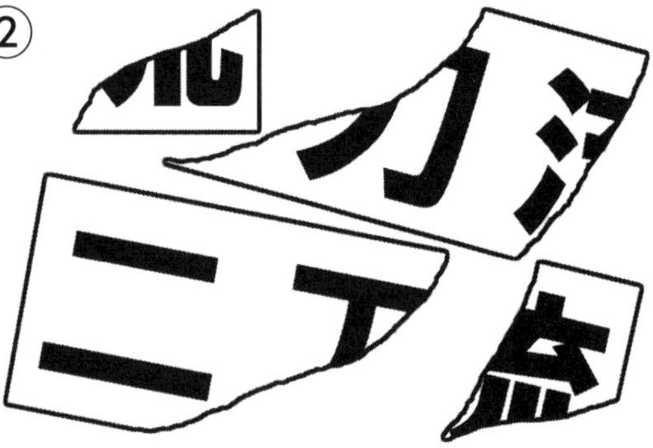

⑤

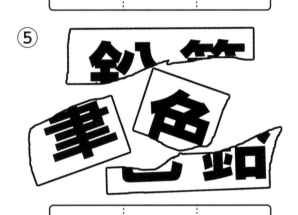

③

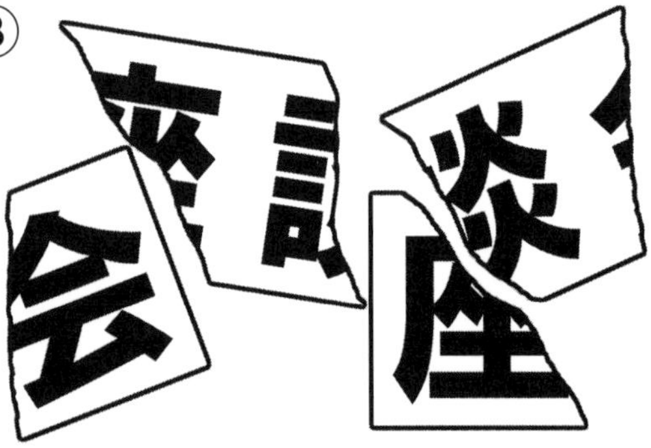

⑥

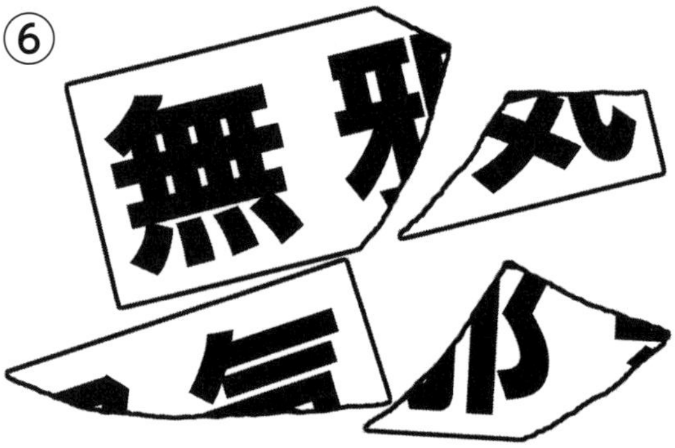

答え ▶ P.103

30 余るピース探し

月　日

時間　分　秒

正答数　／1

● 上の絵にあてはまらないピース１つを探しましょう。

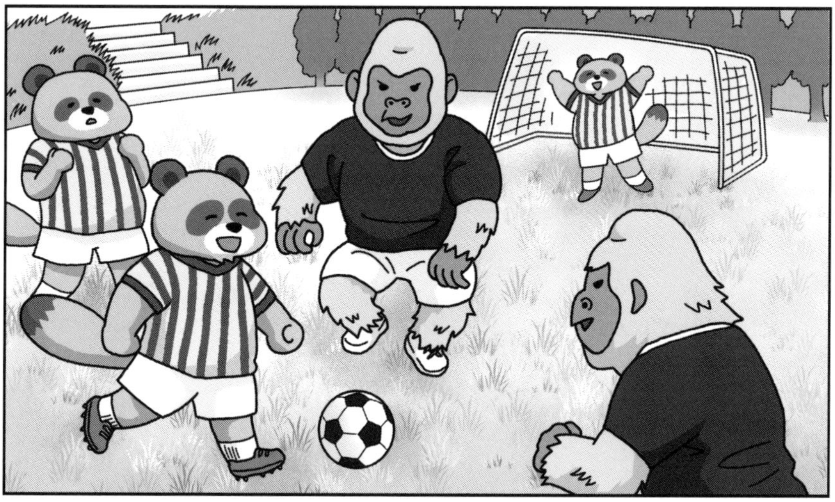

余るピース

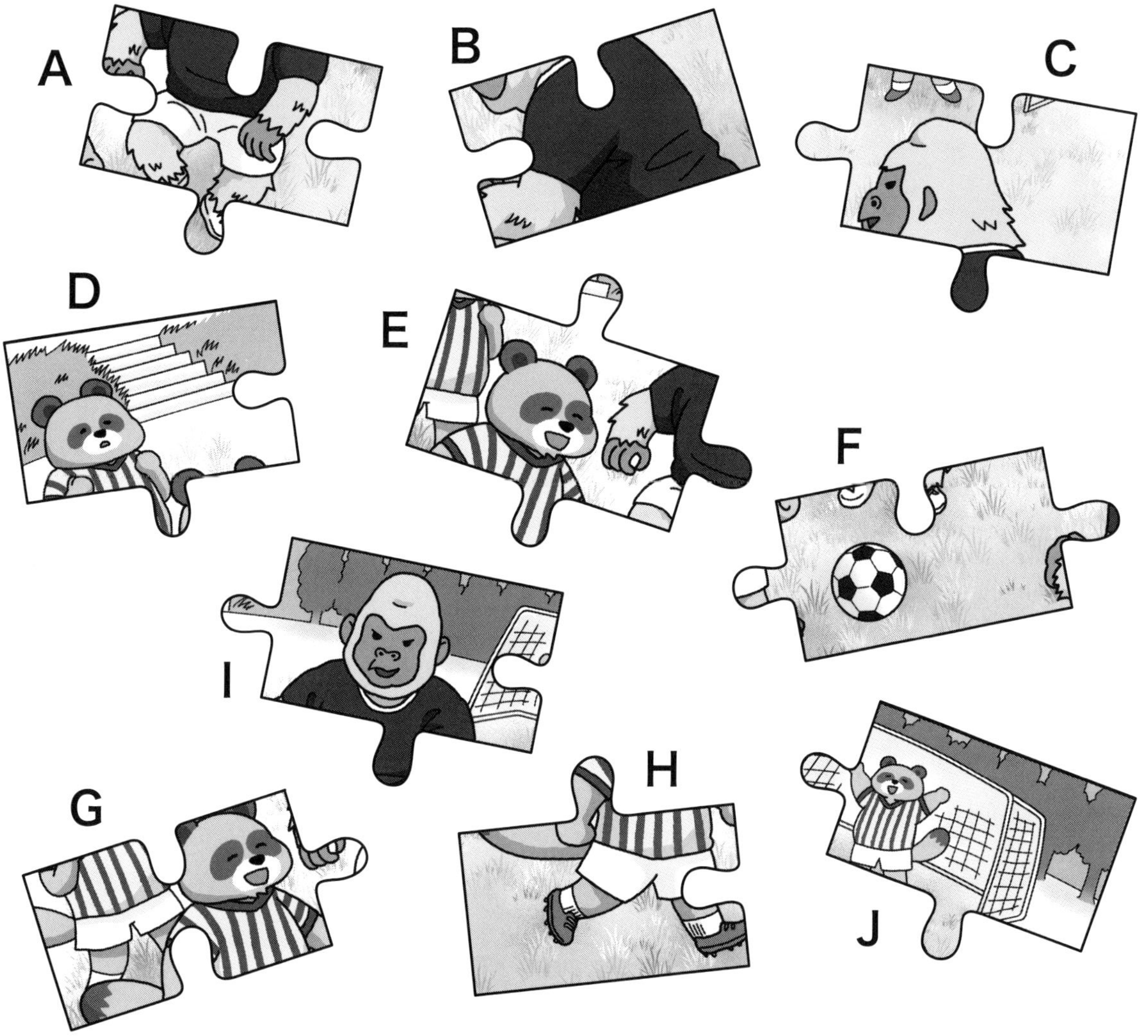

答え ▶ P.103

31 慣用句の線つなぎ

月　　日

時間　　分　　秒

正答数　　／7

●Aから B、Bから Cに線をつなぎ、慣用句７つを完成させましょう。

A	B	C
呼び	色を	得たり
目の	手も	高い
何処（どこ）	衣（ぎぬ）を	借りたい
我が	判を	着せる
猫の	吹く	押す
濡れ	意を	風
太鼓	声が	変える

答え ▶ P.104

32 同じ答えの式

月　日

時間　分　秒

正答数　／8

●同じ答えの式どうしを線でつなぎましょう。

①

$13 \times 3 - 3$	$6 + 21 - 8$
$35 \div 5 + 12$	$8 + 9 + 6$
$7 \times 2 + 9$	$8 \times 5 - 4$
$1 + 19 - 5$	$36 \div 4 + 6$

②

$27 \div 9 + 13$	$50 - 8 - 7$
$11 \times 3 + 2$	$7 \times 2 - 3$
$9 \times 2 + 4$	$3 \times 7 + 1$
$2 \times 2 + 7$	$5 \times 5 - 9$

答え ▶ P.104

33

月　日

時間　分　秒

正答数　／43

じゃんけん迷路

● じゃんけんで勝ちながら、スタートからゴールまで進みましょう。（①の例：チョキが勝つパーに進み、パーが勝つグーに進みます。※斜めには進めず、同じマスは２回通れません。）

①

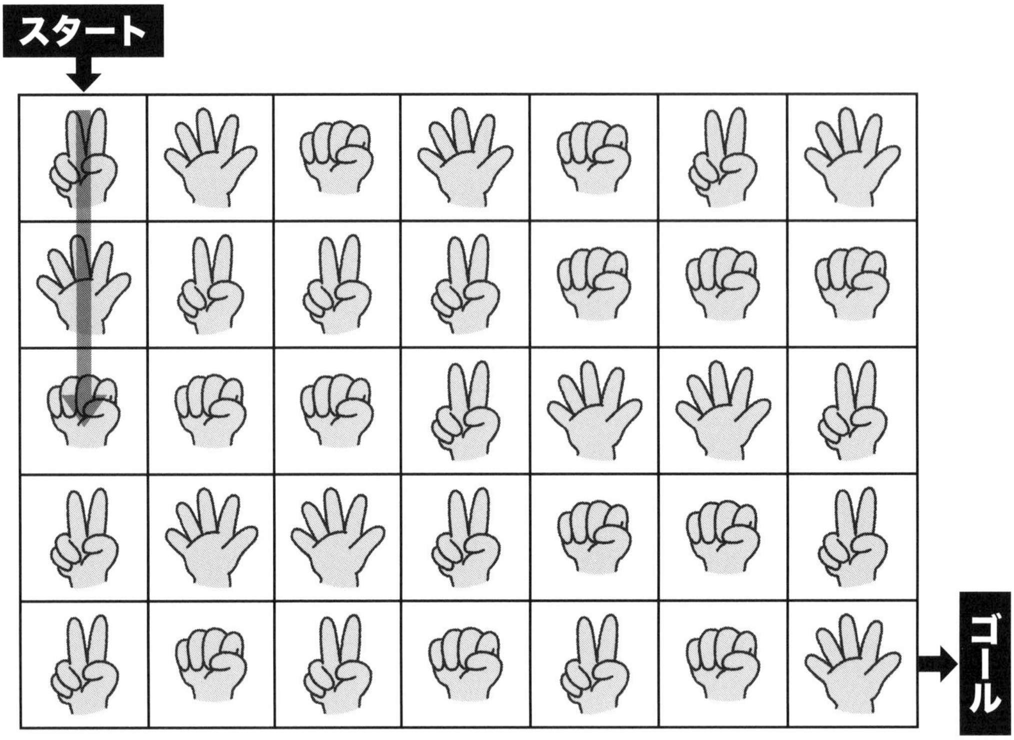

②

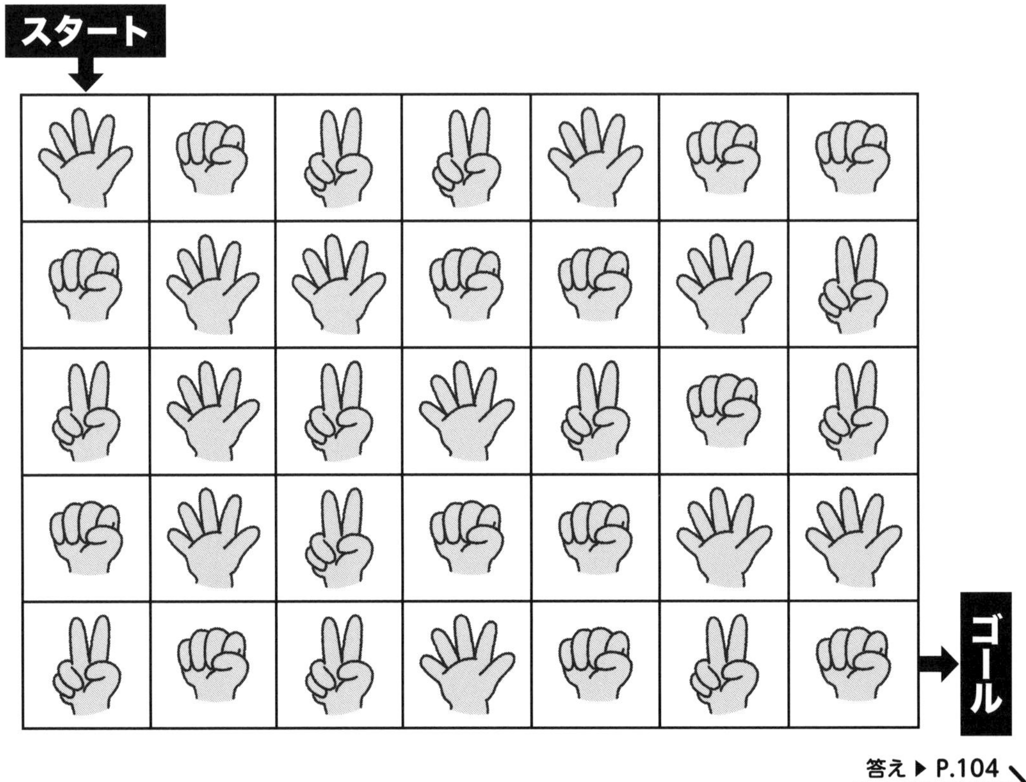

答え ▶ P.104

月　日　時間　分　秒　正答数　／6

34 四字熟語

● 重なる５つの漢字から四字熟語を見つけましょう。１文字は使いません。

①

□□□□

④

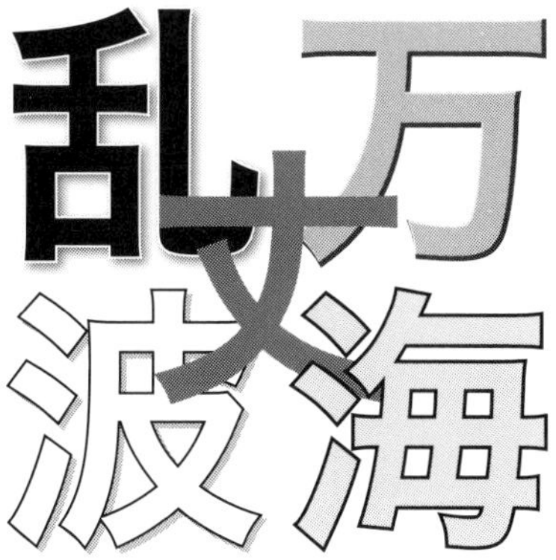

□□□□

②

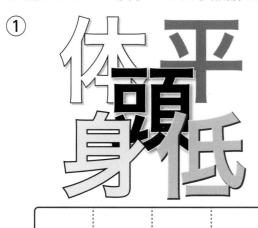

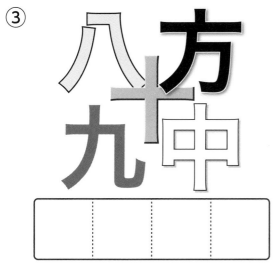

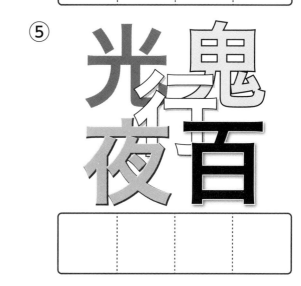

□□□□

⑤

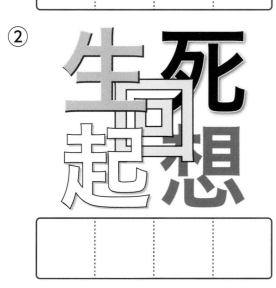

□□□□

③

□□□□

⑥

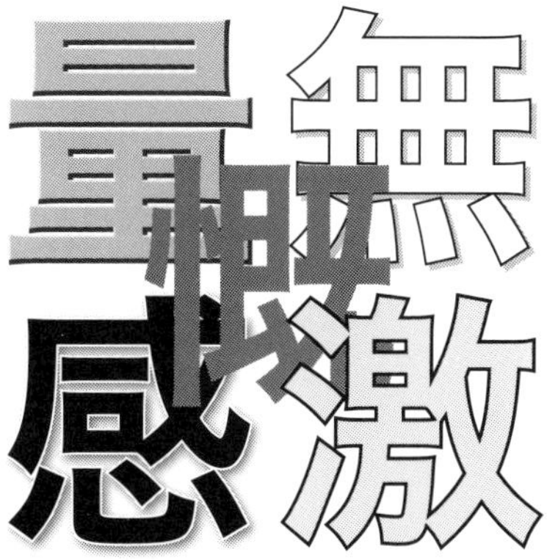

□□□□

答え ▶ P.104

月　日　時間　分　秒　正答数　/8

35 何分たった？

●進んだ時間を答えましょう。ただし時計の針は1周(12時間)以上進んでいません。

①
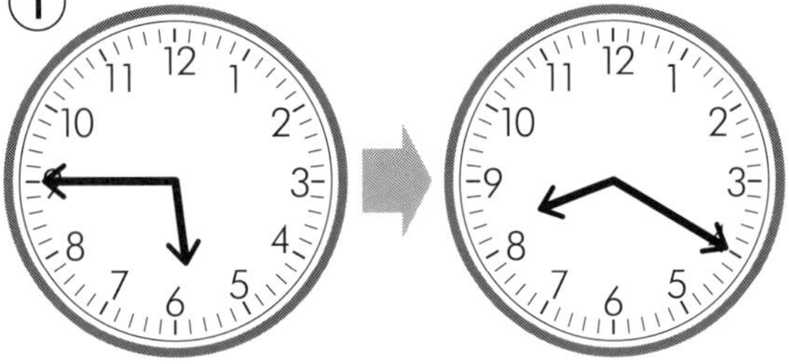

時間　　分

②
 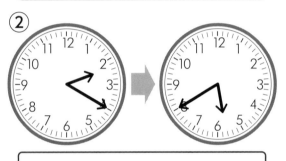

時間　　分

③
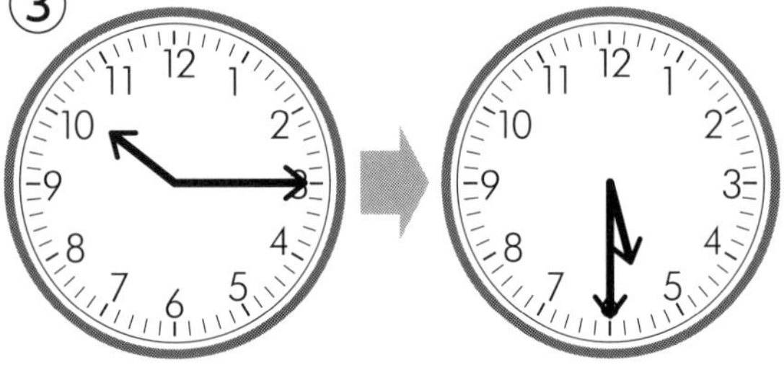

時間　　分

④
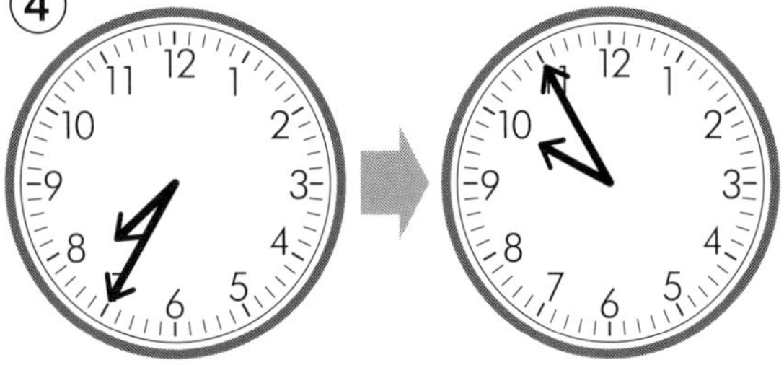

時間　　分

⑤
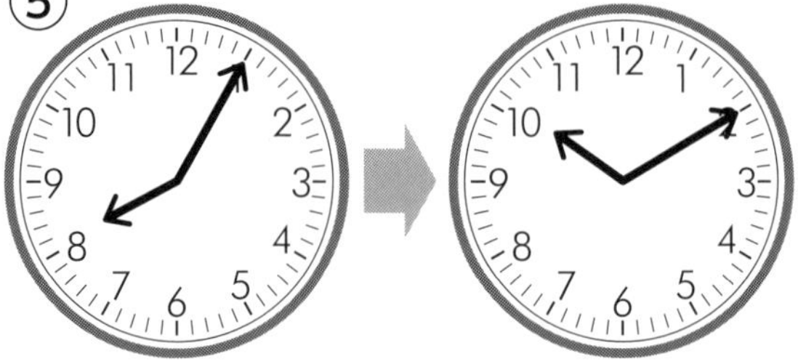

時間　　分

⑥
 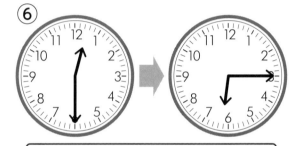

時間　　分

⑦
 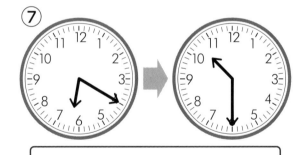

時間　　分

⑧
 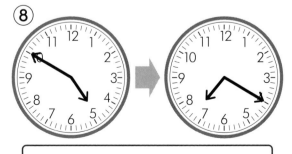

時間　　分

答え▶P.105

36 ことわざ慣用句リレー

●リストから漢字を選びマスに入れましょう。矢印でつながったマスには、同じ字を入れます。なお、リストには使わない字が３つあります。

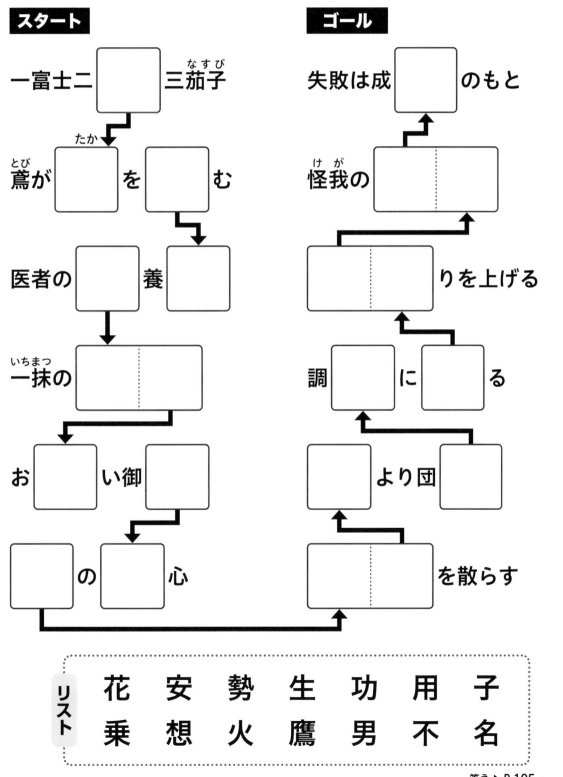

スタート

一富士二□三茄子（なすび）

鳶（とび）が□（たか）を□む

医者の□養□

一抹（いちまつ）の□□

お□い御□

□の□心

ゴール

失敗は成□のもと

怪我（けが）の□□

□□りを上げる

調□に□る

□より団□

□□を散らす

リスト

花　安　勢　生　功　用　子

乗　想　火　鷹　男　不　名

答え▶P.105

37 余るピース探し

月　日

時間　分　秒

正答数　／1

● 上の絵にあてはまらないピース1つを探しましょう。

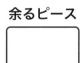

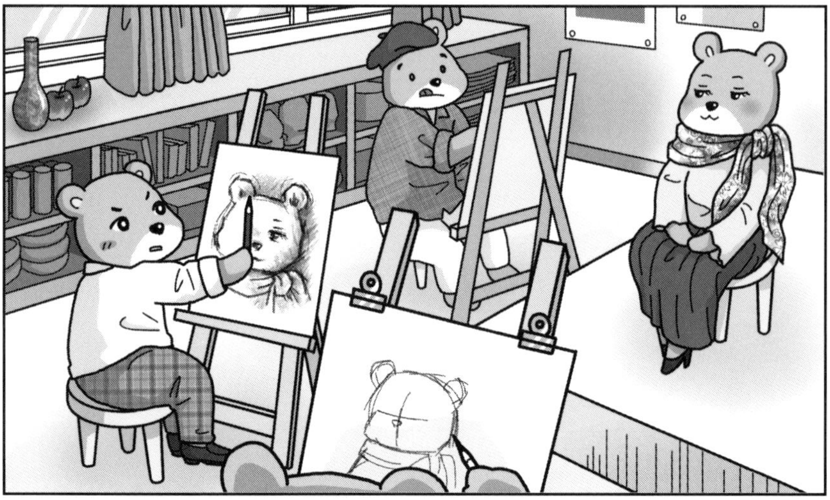

余るピース

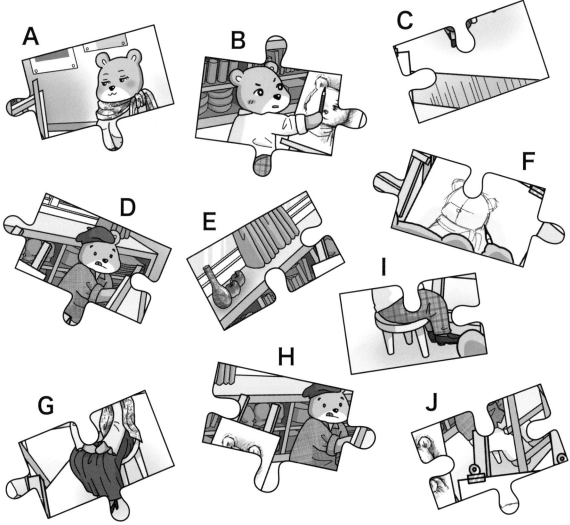

答え ▶ P.105

38

月　　日

時間　　分　　秒

正答数　　／4

スイーツ足し算

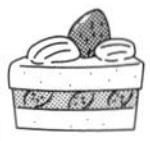 420円	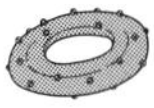 160円	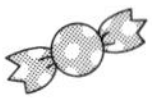 40円

●［　　　］の合計額を答えましょう。

※価格は税込みです。

①

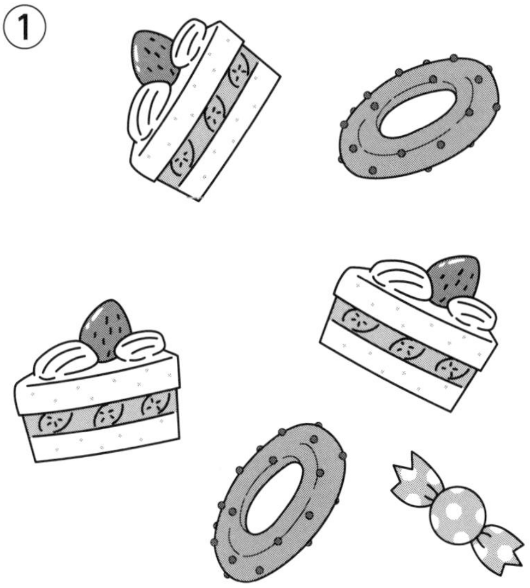

円

③

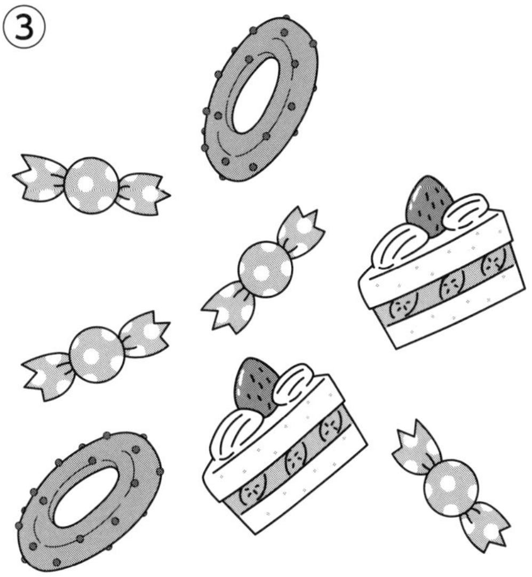

円

②

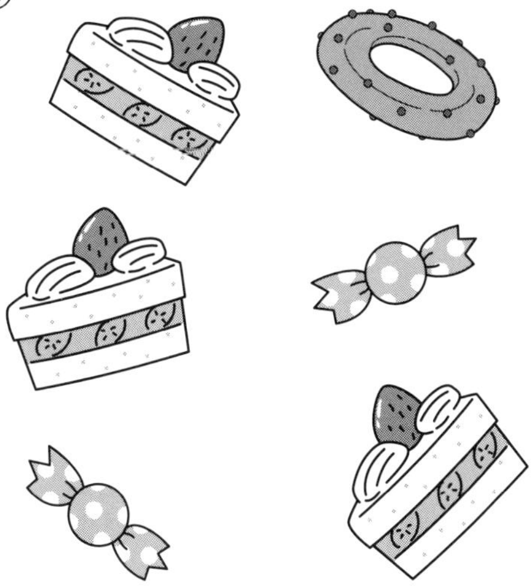

円

④

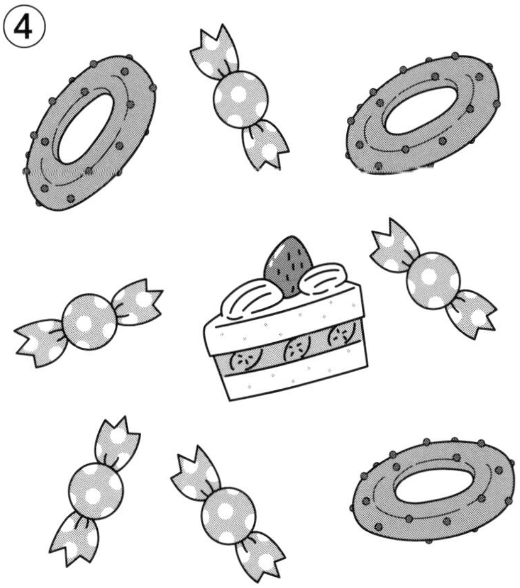

円

答え ▶ P.105

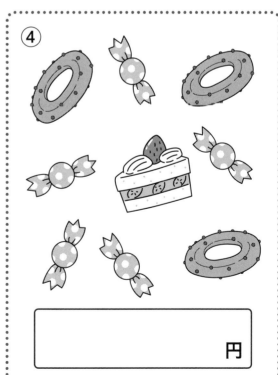

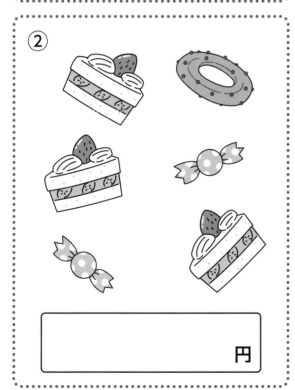

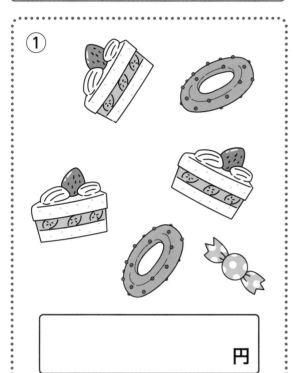

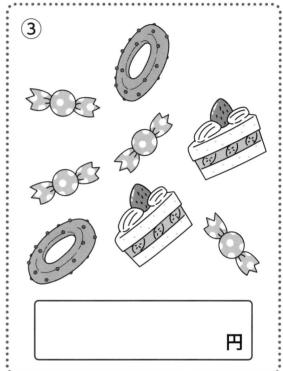

月　　日　　時間　　分　　秒

39 なぞり書きと音読

● なぞり書きし、声に出して読みましょう。「走れメロス」（太宰治）

「メロス、私を殴(なぐ)れ。同じくらい音高(おとたか)く私の頬(ほお)を殴れ。私はこの三日の間、たった一度だけ、ちらと君を疑った。生れて、はじめて君を疑った。君が私を殴ってくれなければ、私は君と抱擁(ほうよう)できない。」メロスは腕に唸(うな)りをつけてセリヌンティウスの頬を殴った。

40　　月　　日　　時間　　分　　秒　　正答数　／1

仲間はずれ探し

● 下の絵の中に、1つだけ違うものがあります。それを探して○で囲みましょう。

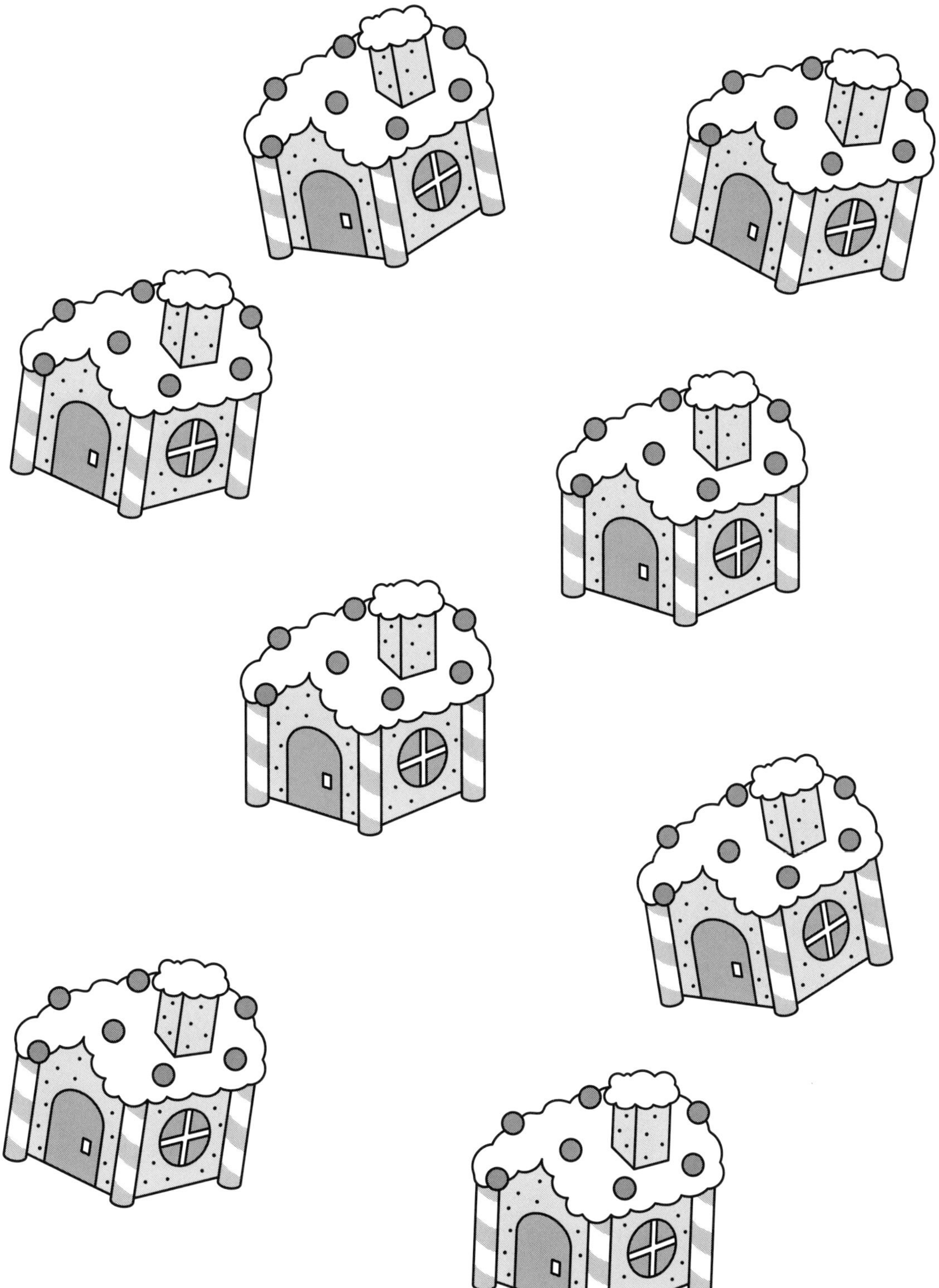

答え ▶ P.106

41

月　　日

時間　　分　　秒

正答数　　/11

ひらがな計算

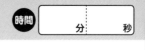

●計算をして、答えを数字で書きましょう。文字を数字で書いて計算してもOKです。

① じゅうごたすごひくじゅうさん ＝

② じゅうかけるじゅうひくきゅう ＝

③ きゅうじゅうわるきゅうたすに ＝

④ にたすはちじゅうごひくよん ＝

⑤ ななじゅうひくはちたすきゅう ＝

⑥ さんじゅうひくさんたすごじゅう ＝

⑦ はちじゅうにひくごひくじゅうに ＝

⑧ ななたすななじゅうさんひくに ＝

⑨ きゅうじゅうたすじゅうたすに ＝

⑩ ろくたすさんじゅうさんひくなな ＝

⑪ じゅういちひくろくたすじゅうご ＝

答え ▶ P.106

月　日

時間　分　秒

正答数　／12

42 難読なぞり書き

●次の漢字をなぞり、読みをひらがなで書きましょう。

① 頭巾
（読み　　　）

② 連鎖
（読み　　　）

③ 紅茶
（読み　　　）

④ 亀
（読み　　　）

⑤ 飛躍
（読み　　　）

⑥ 好奇心
（読み　　　）

⑦ 草履
（読み　　　）

⑧ 人参
（読み　　　）

⑨ 観覧
（読み　　　）

⑩ 大晦日
（読み　　　）

⑪ 瞬間
（読み　　　）

⑫ 還暦
（読み　　　）

答え ▶ P.106

43 じゃんけん迷路

月　日　時間　分　秒　正答数　／43

● じゃんけんで勝ちながら、スタートからゴールまで進みましょう。（①の例：グーが勝つチョキに進み、チョキが勝つパーに進みます。※斜めには進めず、同じマスは２回通れません。）

①

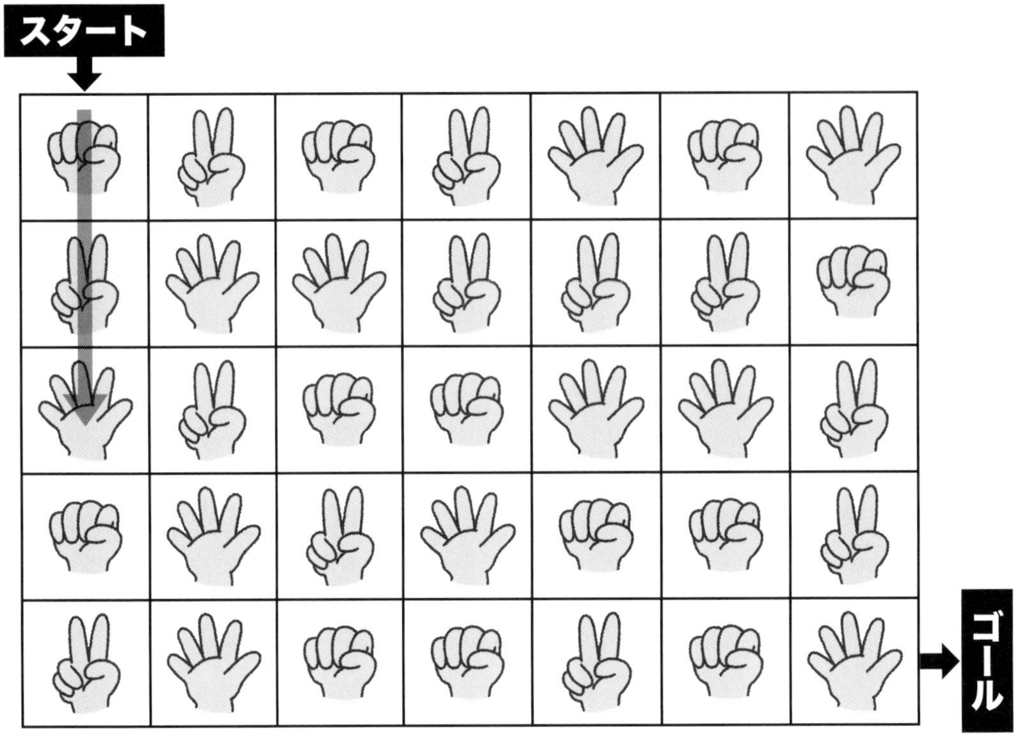

②

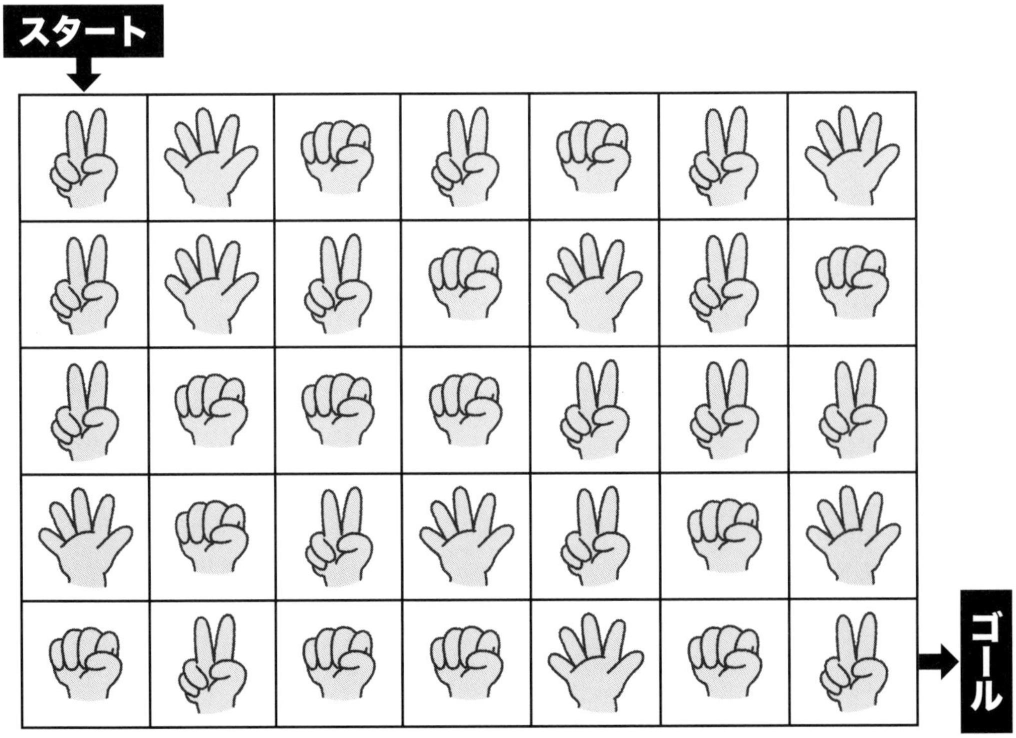

答え▶P.106

月　日

時間　分　秒

正答数　／9

44 筆算

●筆算で計算しましょう。

① $\begin{array}{r} 24 \\ +\ 33 \\ \hline \end{array}$

② $\begin{array}{r} 59 \\ +\ 21 \\ \hline \end{array}$

③ $\begin{array}{r} 48 \\ +\ 33 \\ \hline \end{array}$

④ $\begin{array}{r} 80 \\ -\ 55 \\ \hline \end{array}$

⑤ $\begin{array}{r} 79 \\ -\ 42 \\ \hline \end{array}$

⑥ $\begin{array}{r} 52 \\ -\ 28 \\ \hline \end{array}$

⑦ $\begin{array}{r} 22 \\ \times\ 13 \\ \hline \end{array}$

⑧ $\begin{array}{r} 26 \\ \times\ 19 \\ \hline \end{array}$

⑨ $\begin{array}{r} 47 \\ \times\ 23 \\ \hline \end{array}$

答え ▶ P.107

月　日　時間　分　秒　正答数　／6

45 三字熟語ジグソー

●ちぎれてしまった三字熟語を答えましょう。文字の順がバラバラなものもあります。

①

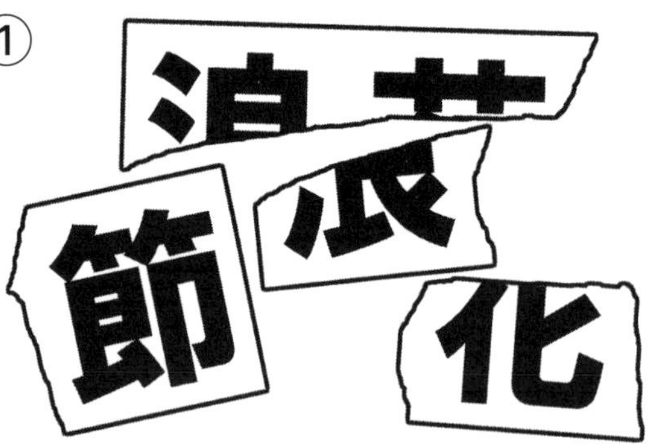

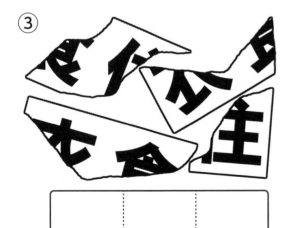

④

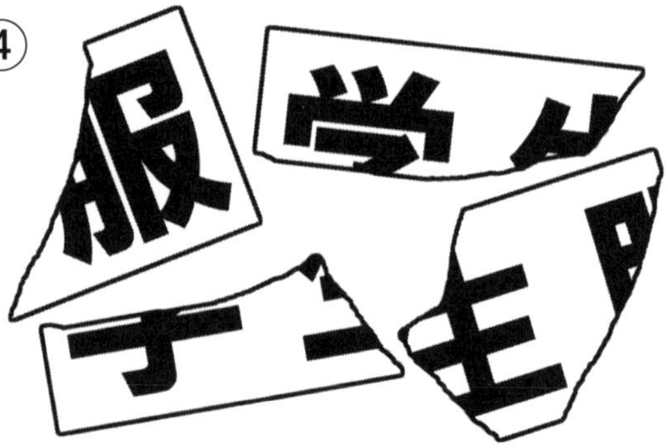

②

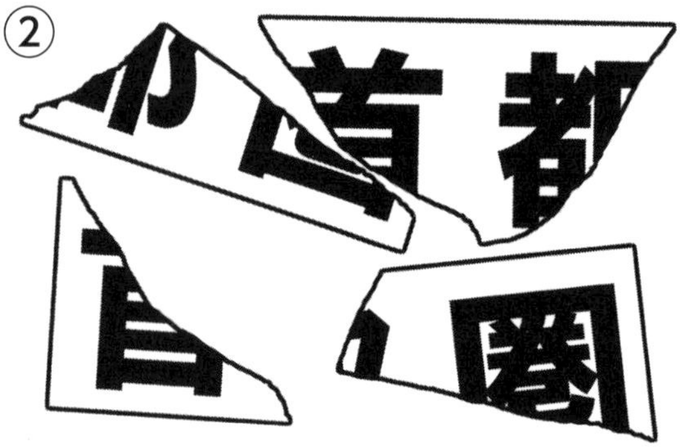

⑤

③

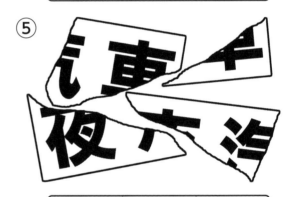

⑥

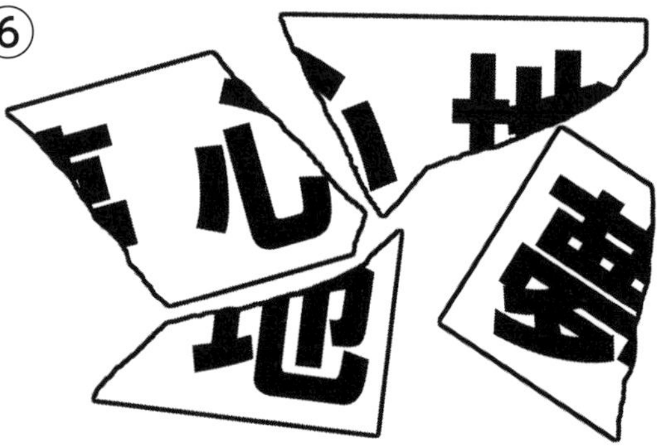

答え ▶ P.107

月　日　時間　分　秒　正答数 ／8

同じ答えの式

●同じ答えの式どうしを線でつなぎましょう。

①

$16\times2+5$	$4\times12-11$
$6\times2+8$	$5\times5-1$
$31-10+3$	$8\times5-10$
$63\div3+9$	$9+4+7$

②

$8\times3+3$	$12\times3-4$
$17+13+2$	$7\times5-2$
$48\div2+9$	$6\times6-9$
$9\times3+1$	$40-28+16$

答え ▶ P.107

月　日　時間　分　秒　正答数　/7

47 慣用句の線つなぎ

●Aから B、Bから Cに線をつなぎ、慣用句７つを完成させましょう。

A	B	C
聞き	切りが	出る
喉（のど）から	耳を	置く
胸に	形も	ばったり
行き	所	つく
影も	手が	立てる
踏ん	当たり	ない
向かう	手を	敵なし

答え ▶ P.107

月　日　時間　分　秒　正答数　/12

蛙を探そう

● 絵の中から「蛙（かえる）」という字を12個探して〇で囲みましょう。

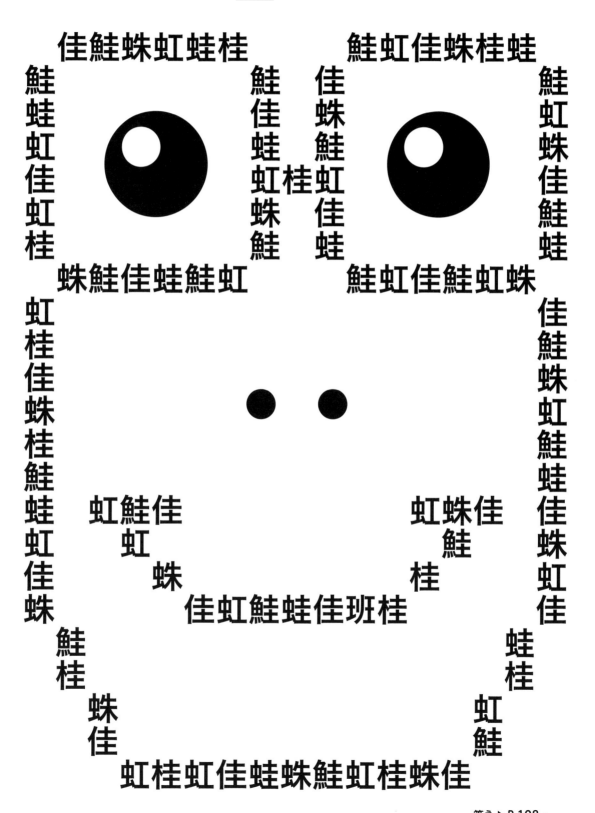

佳鮭蛛虹蛙桂　鮭虹佳蛛桂蛙
鮭　鮭　佳　鮭
蛙　佳　蛛　虹
虹　蛙　鮭　蛛
佳　虹桂虹　佳
虹　蛛　佳　鮭
桂　鮭　蛙　蛙
蛛鮭佳蛙鮭虹　鮭虹佳鮭虹蛛
虹　佳
桂　鮭
佳　蛛
蛛　虹
桂　鮭
鮭　蛙
蛙　虹鮭佳　虹蛛佳　佳
虹　虹　鮭　蛛
佳　蛛　桂　虹
蛛　佳虹鮭蛙佳班桂　佳
鮭　蛙
桂　桂
蛛　虹
佳　鮭
虹桂虹佳蛙蛛鮭虹桂蛛佳

答え ▶ P.108

月　日　　時間　分　秒　　正答数　／4

49 野菜足し算

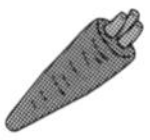 80円 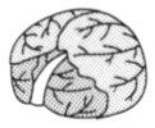 190円 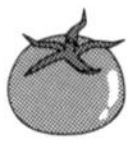 130円

● ［　　　］の合計額を答えましょう。

※価格は税込みです。

①

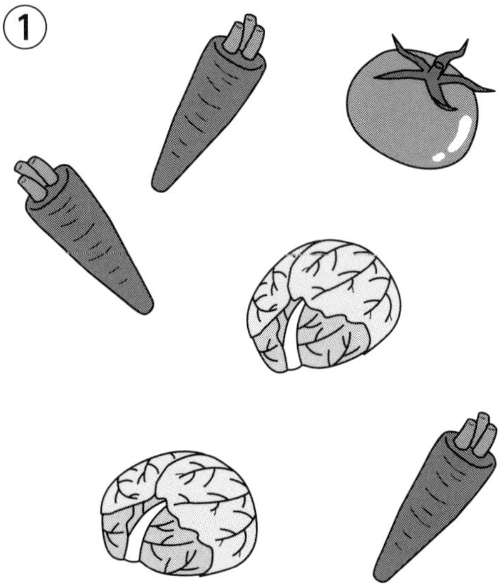

［　　　　］円

②

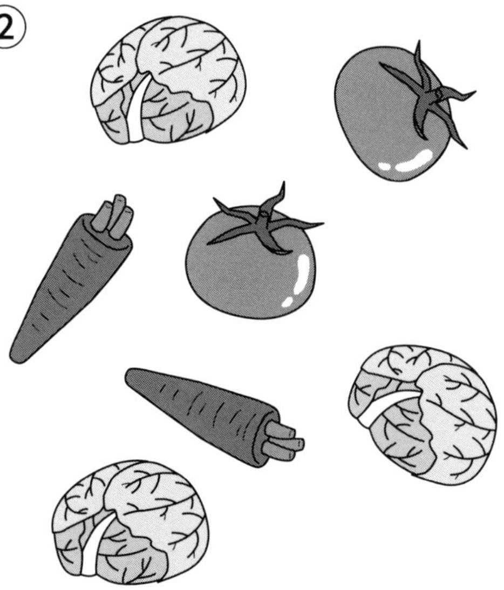

［　　　　］円

③

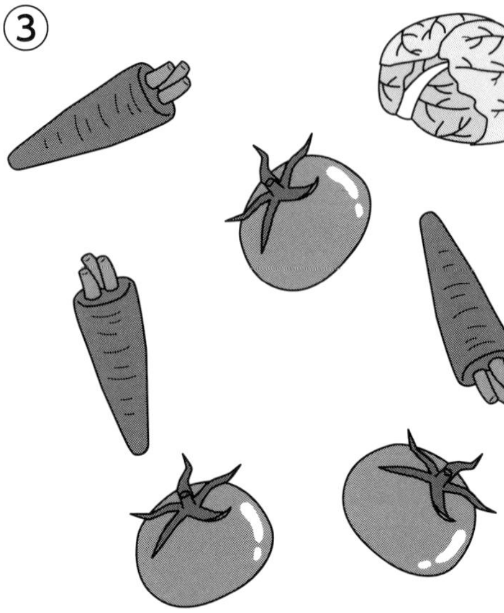

［　　　　］円

④

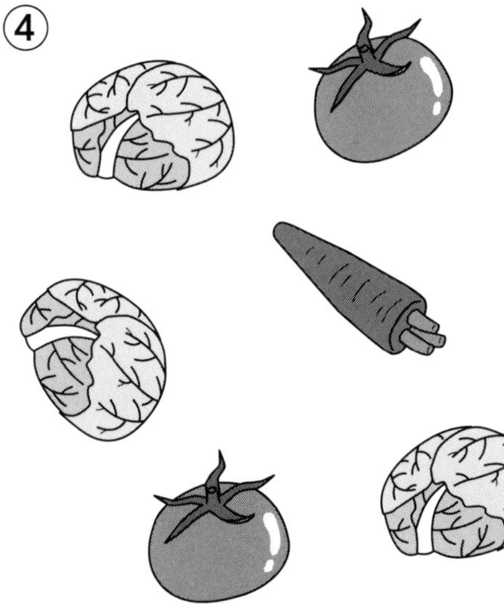

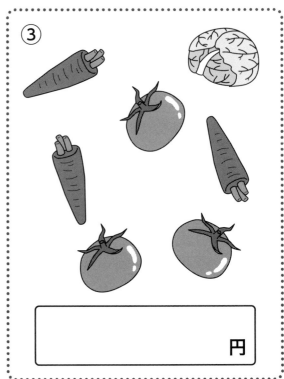

［　　　　］円

答え ▶ P.108

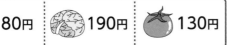

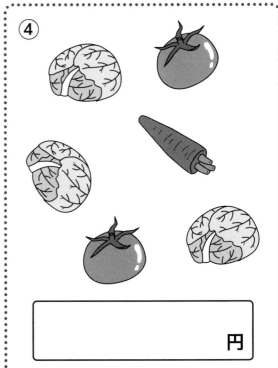

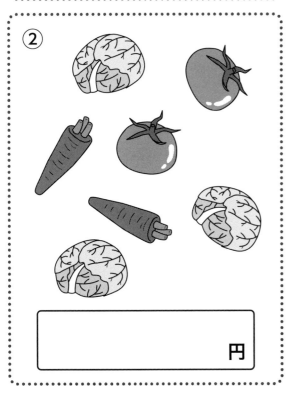

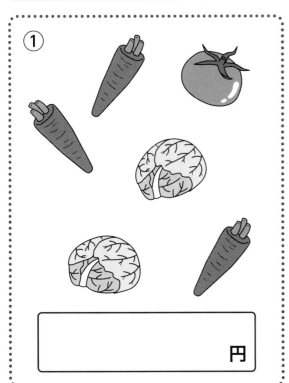

月　日　時間　分　秒　正答数　／6

50 四字熟語

● 重なる５つの漢字から四字熟語を見つけましょう。１文字は使いません。

①

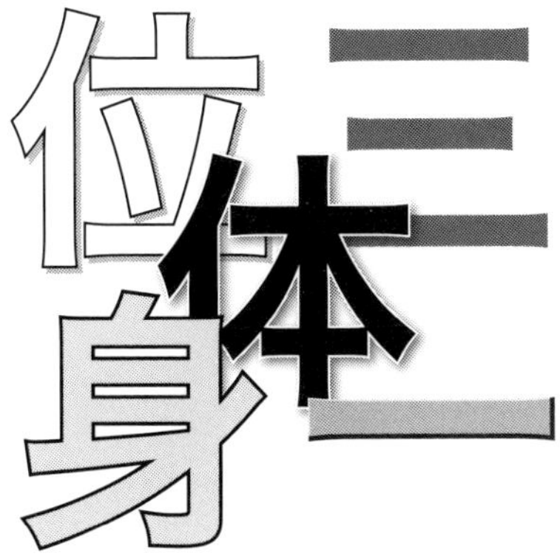

④

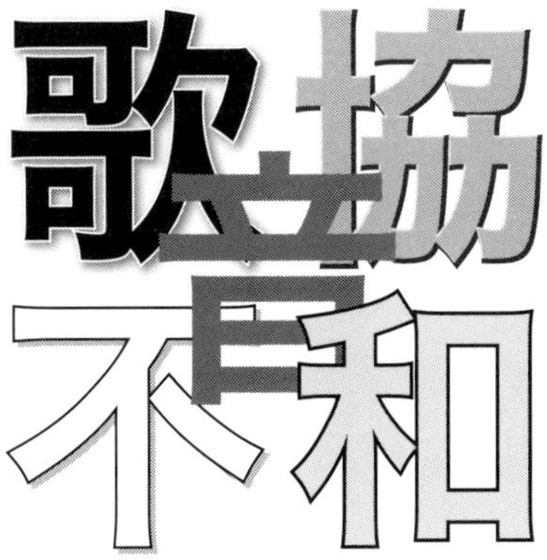

②

⑤

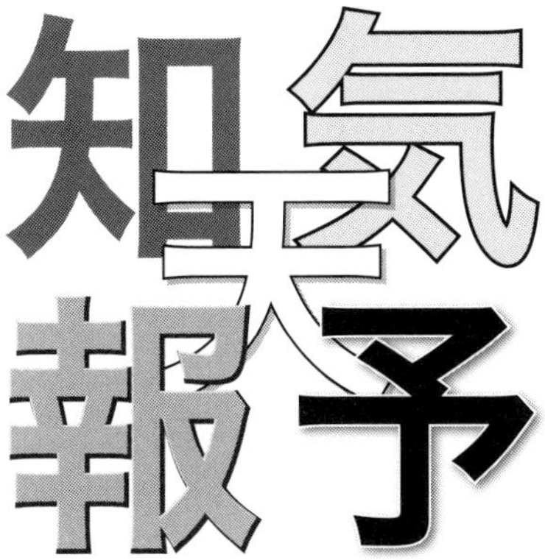

③

⑥

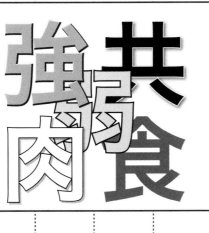

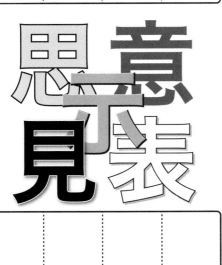

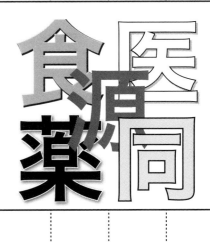

答え ▶ P.108

月　日　時間　分　秒　正答数　／1

51 数字のキャンディー

●みほんと同じ数字が入ったものを記号で答えましょう。

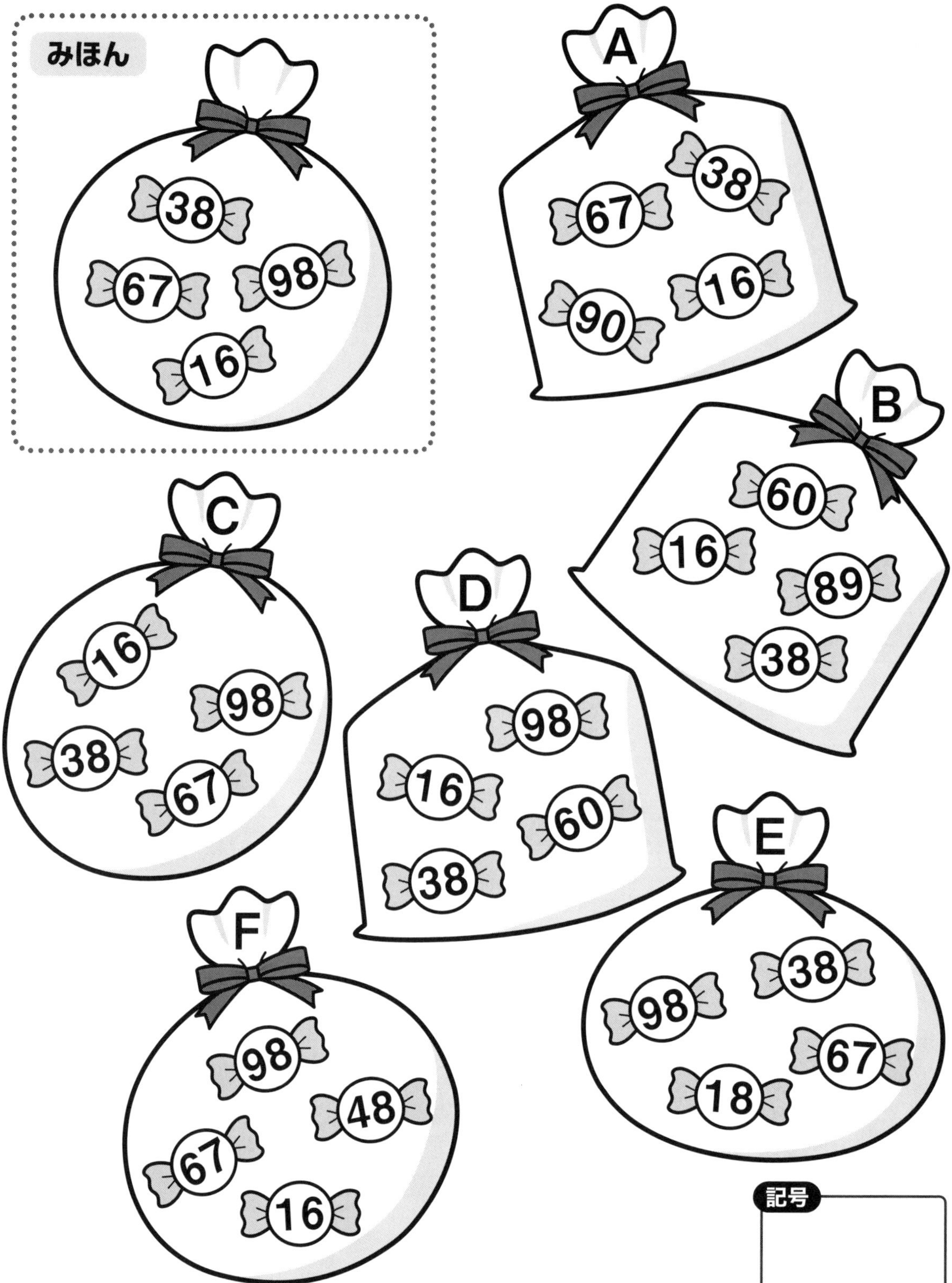

記号

答え ▶ P.108

52

月　日

時間　分　秒

正答数　/7

イラスト間違い探し

●下の絵には7か所、上と異なる部分があります。それを探して○で囲みましょう。

間違い
7か所

正

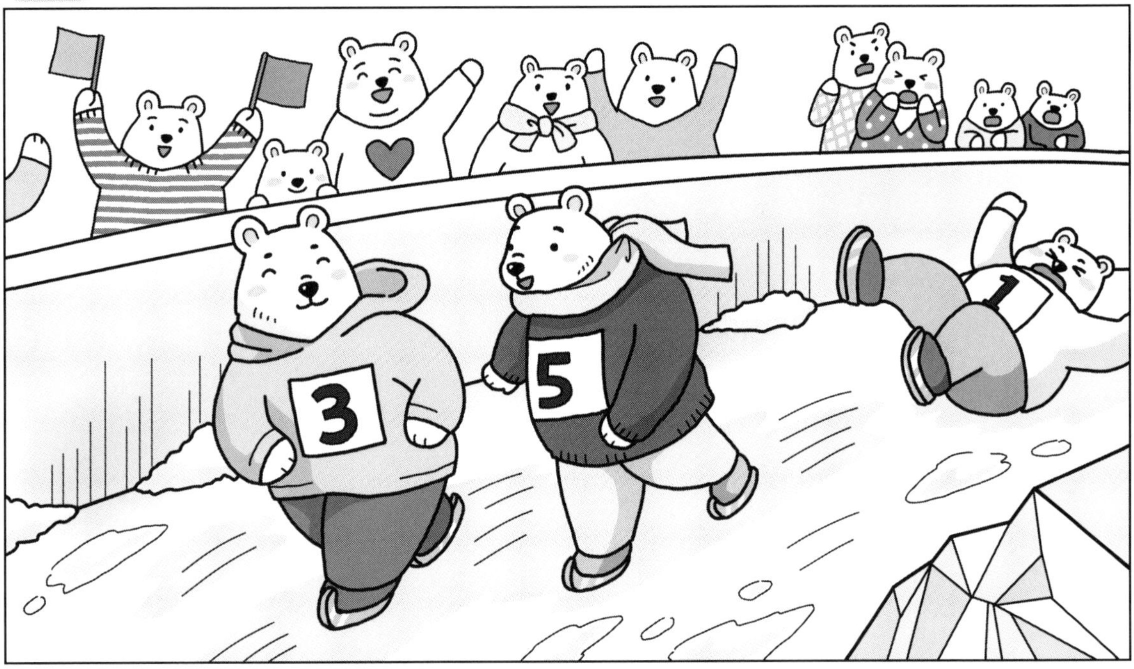

誤

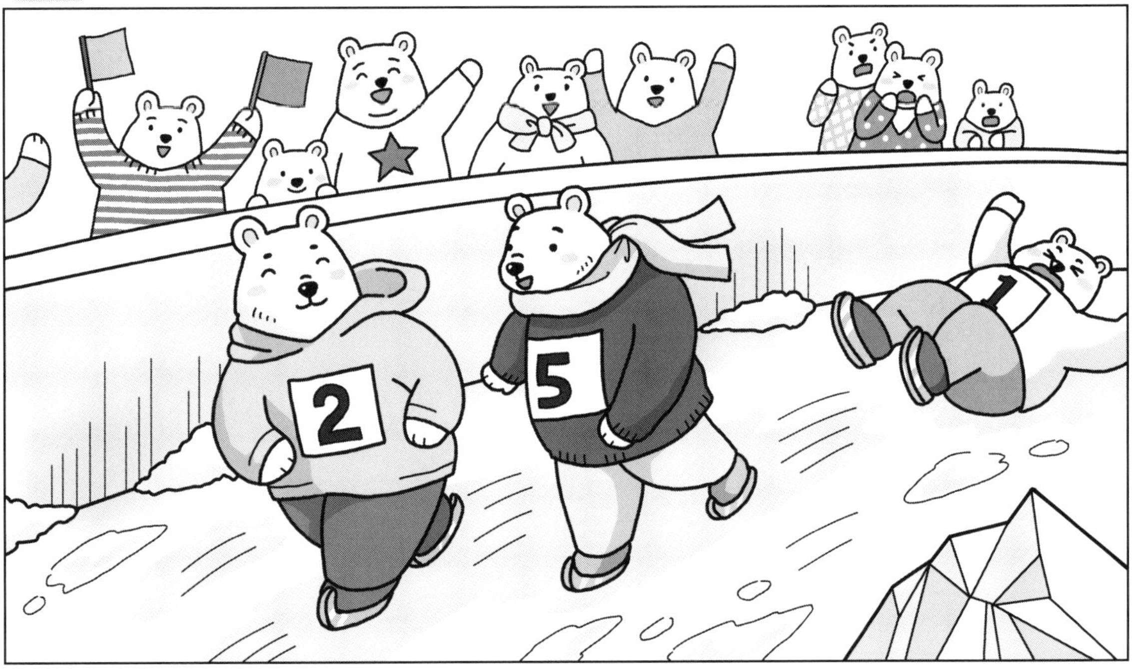

答え ▶ P.108

53 何分たった？

●進んだ時間を答えましょう。ただし時計の針は１周（12時間）以上進んでいません。

①

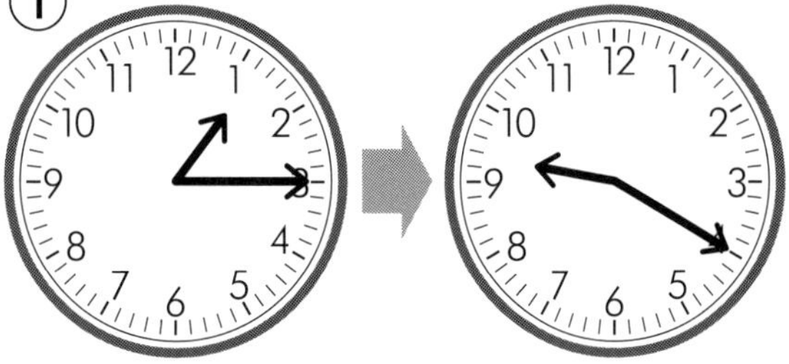

時間　分

②

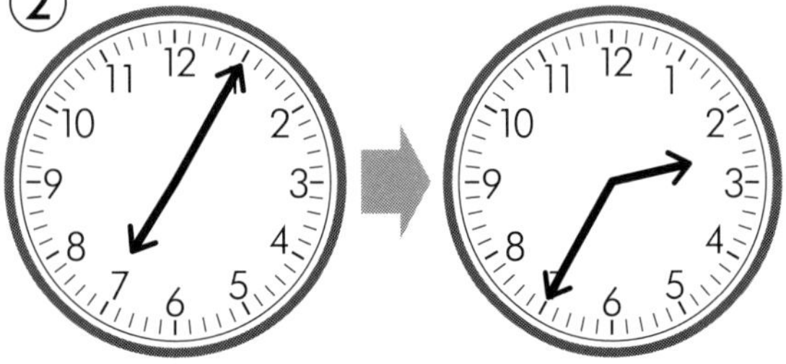

時間　分

③

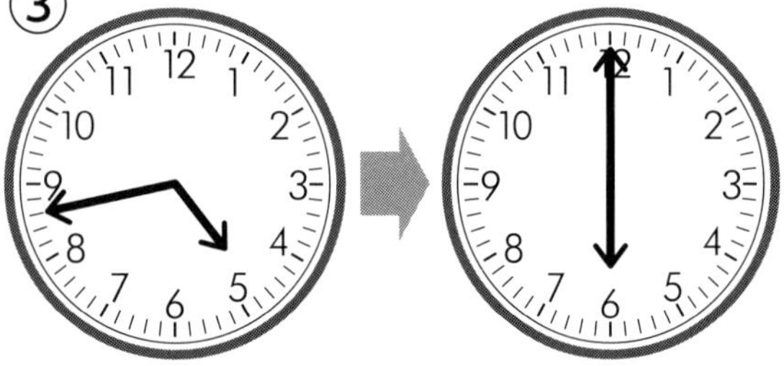

時間　分

④

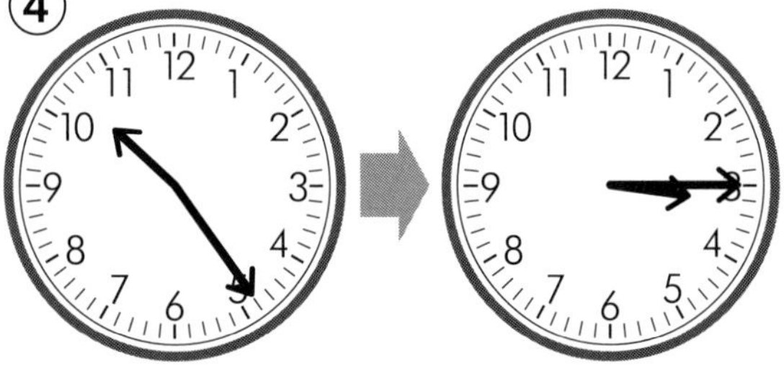

時間　分

⑤

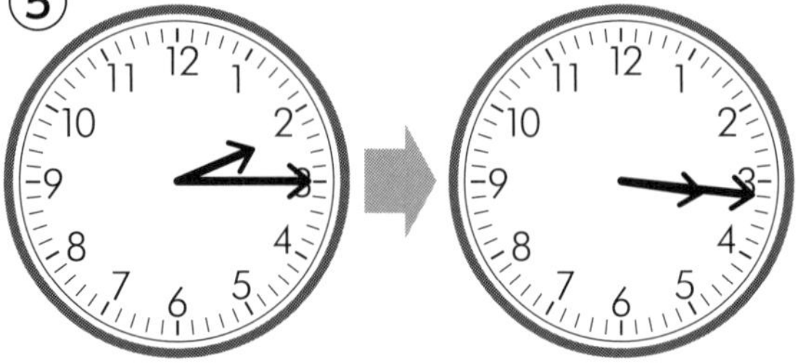

時間　分

⑥

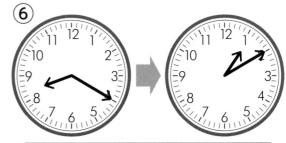

時間　分

⑦

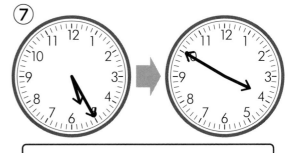

時間　分

⑧

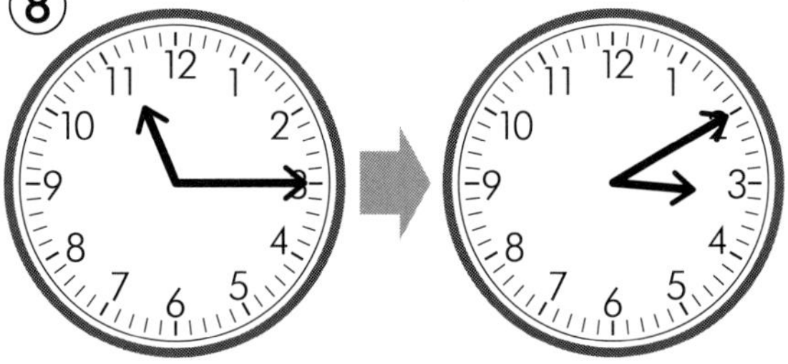

時間　分

答え▶P.109

54

月　日

時間　分　秒

正答数　/11

ことわざ慣用句リレー

● リストから漢字を選びマスに入れましょう。矢印でつながったマスには、同じ字を入れます。なお、リストには使わない字が3つあります。

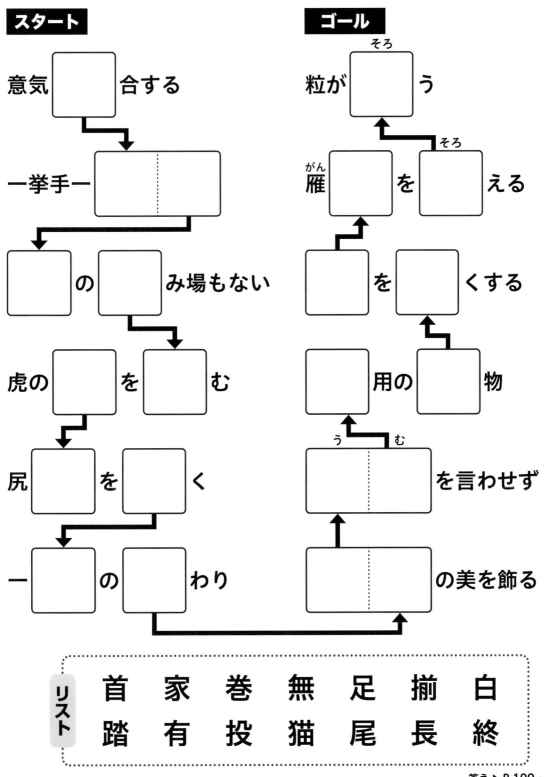

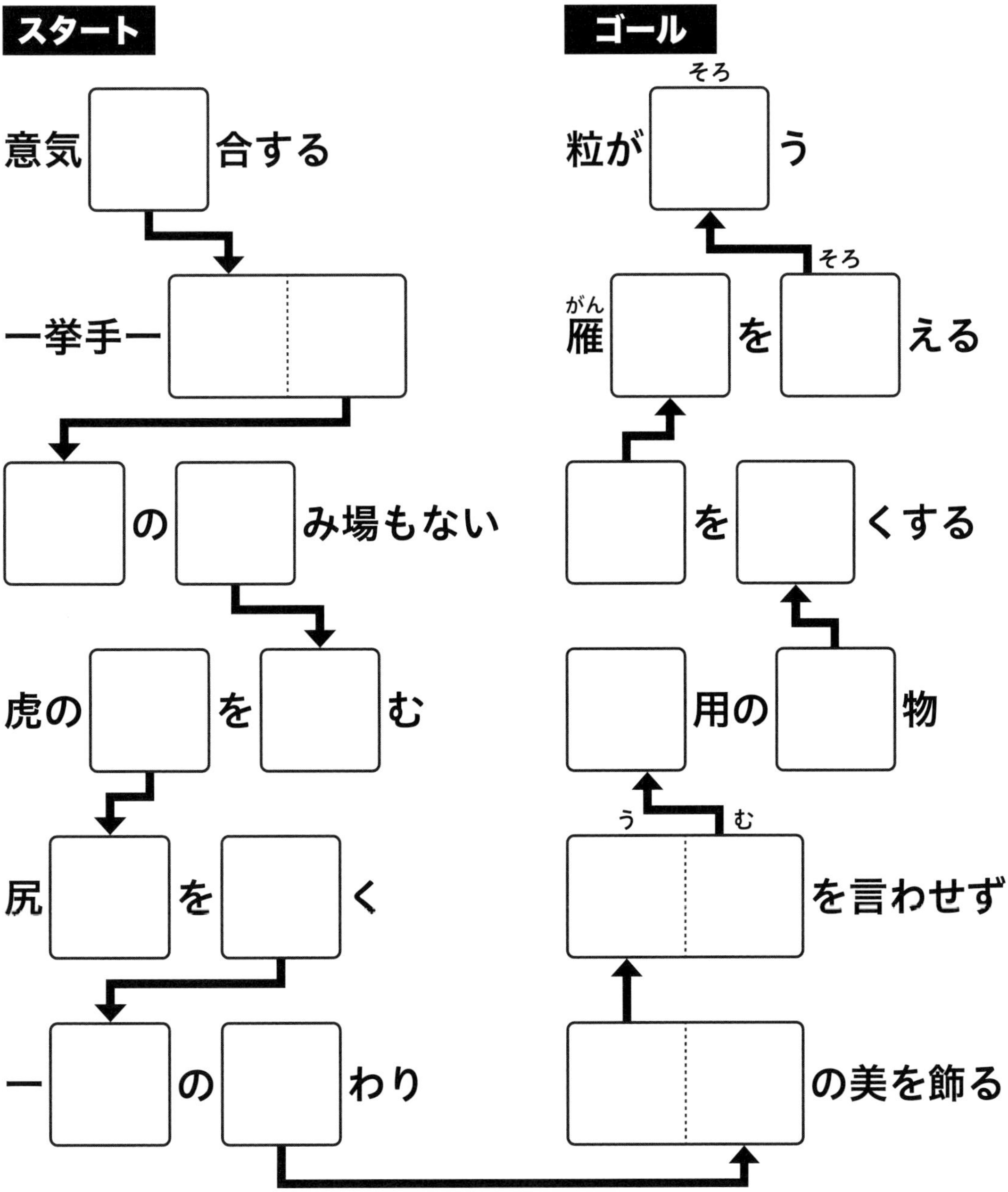

リスト

首	家	巻	無	足	揃	白
踏	有	投	猫	尾	長	終

答え ▶ P.109

55 月 日 時間 分 秒 正答数 ／8

同じ答えの式

●同じ答えの式どうしを線でつなぎましょう。

①

19＋1＋14	28÷2＋20
8×7－15	6×6－7
2×5＋14	9×3－3
2×3＋23	7×5＋6

②

12×3＋9	32÷2＋10
7×2＋1	11×2＋23
6×5＋2	9÷3＋12
4×5＋6	45－10－3

答え ▶ P.109

56　月　日　時間　分　秒　正答数　／7

文字間違い探し

●「うさぎの餅つき」がテーマのひらがな絵です。この中に、周囲と違うひらがながまざっていますので、それを探して○で囲みましょう。

間違い　7か所

　　つつ
　つつつつ
つつつつつつ
つつつつつつ
きききききき
　きききさき
　　きき

　　　　　　　　　　　　　　ききき　　　　　　　　　みみ
　　　　　　　　　　　　　きききき　　　　　　　　みみみ　　みみ
　　　　　　　　　　　　ききききき　　　　　　　　みみみ　みみみ
　　　　　　　　　　　ききききき　　　　　　　　みみみ　みみみ
　　　　　　　　　　ききききき　　　　　　　　みみみ　　みみみ
　　　　　　　　　きききききね　　　　　　　みみみ　　みみみ
　　　　　　　　　きききき　ね　　　　ううううう　　みみみ
　　　　　　　　　ききき　　ね　　　　うううううううみみ
　　　　　　　　もも　　　　ね　　　うううううううう み
　　　　　　　もも　　　　　ね　　　うううううううう
　　　　　　し　　　　　　　ね　　　ううううつううう
　　　　　　も　　　　　　　ね　　　うううううううう
　　　　　もも　　　　　　　ね　　　　うううううう
　　　　　も　　　　　　　　ねてててててささささ
　　　　　も　　　　　　　　ねてててててさささささ
　　　　　　も　　　　　　　ね　　　　　さささささささ
　　　　　　もも　　　　　　ねてててててささささささささ
　　　　　　　も　　　　　　わててててててささささささささささ
　　　　　　　も　　　　　　　　　　　　　ささささささささささ
　　　　　　　もも　　　　　　　　　　　　ささささささささ
　　　　　　　もも　　　　　　　　　　　あああああしししし
　　　　すすすももすす　　　　　　　　ああああああしししし
　　すすすすすももすすすす　　　　　ああああ　　　　しししし
　すすす　　　ちち　　すすすす　　　　ああお　　　　　ししし
すすす　　　ちちちち　　　すすす　あああああ　　　ししししし
すす　　ちちちちちちちち　　すす
すすちそちちちちちちちちちちすす
すすちちちちちちちちちちちちすす
すすちちちちちちちちちちちちすす
う　ちちちちちちちちちちちちうう
うう　ちちちちちちちちちち　うう
ううう　　　ちちちちち　　ううう
ううううう　　　　　　　うううう
うううううううううううううううう
うううううううううううううううろう
うううううううううううううううう
うううううううううううううううう

答え▶P.110

月　日　時間　分　秒　正答数　／6

三字熟語ジグソー

●ちぎれてしまった三字熟語を答えましょう。文字の順がバラバラなものもあります。

①

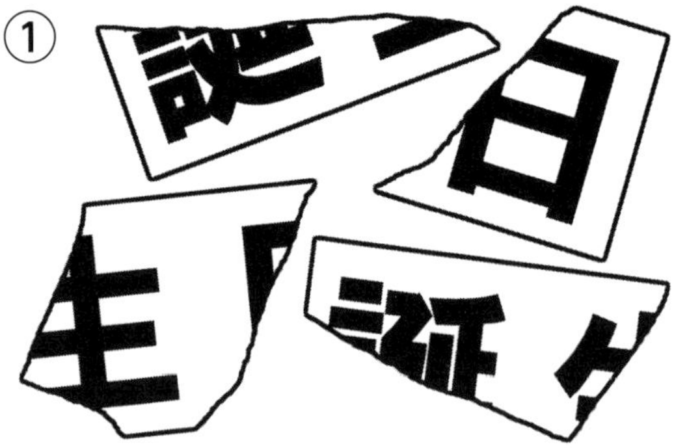

②

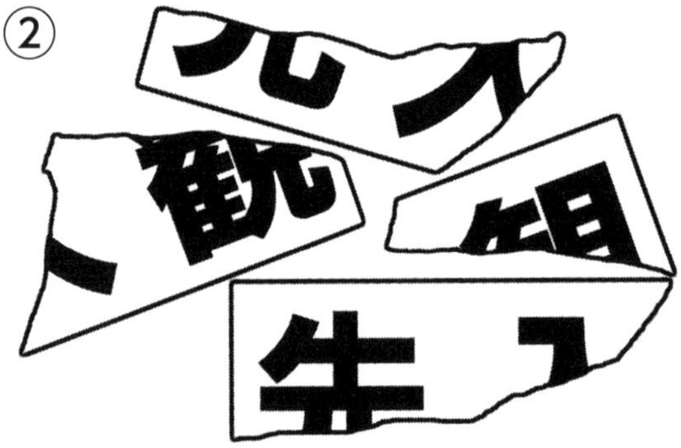

③

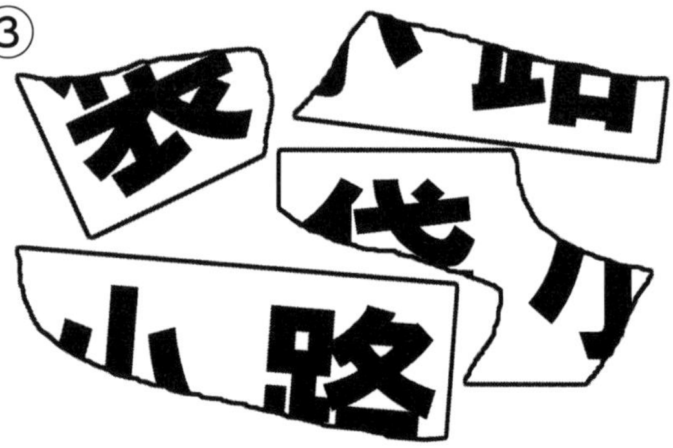

④

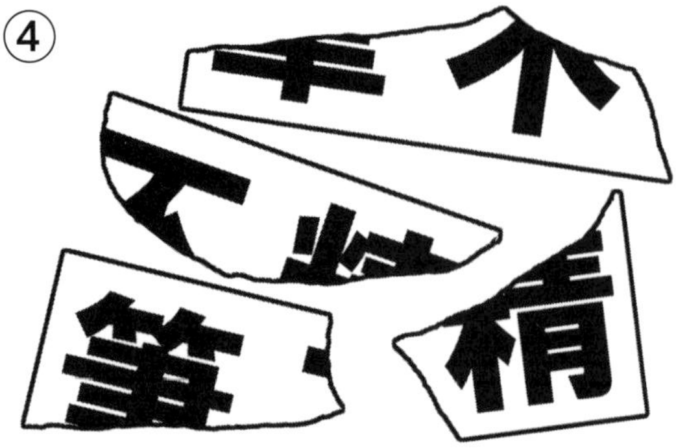

⑤

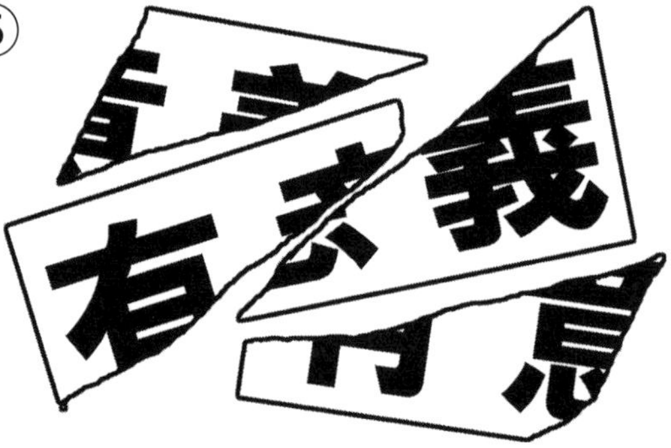

⑥

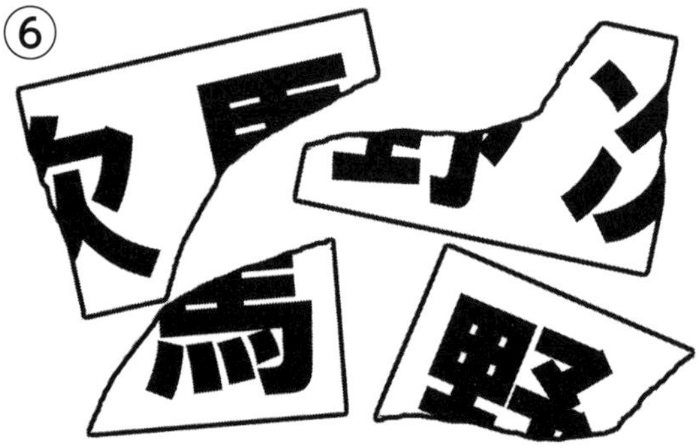

答え ▶ P.110

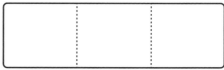

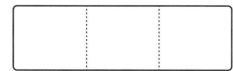

月　日　時間　分　秒　正答数　/9

58 筆算

●筆算で計算しましょう。

① $31 + 37 =$ □

② $24 + 46 =$ □

③ $17 + 66 =$ □

④ $70 - 38 =$ □

⑤ $86 - 21 =$ □

⑥ $65 - 39 =$ □

⑦ $42 \times 21 =$ □

⑧ $16 \times 19 =$ □

⑨ $34 \times 27 =$ □

答え ▶ P.110

59

漢字パーツ

月　日

時間　分　秒

正答数　／23

● あてはまる漢字の部分を書き、熟語を完成させましょう。

① 市 役 □斤

⑦ ⿱□貝 否 両 言□

② □尃 物 □官

⑧ 糸□ 横 ⿱□灬 尽

③ 未 □⿱刀牛 □夬

⑨ □也 人 □亍 儀

④ 得 ⿱□心 彦□

⑩ 単 糸□ 明 □夬

⑤ ⿱亜□ 循 □睘

⑪ 中 ⻌□ 半 □耑

⑥ □可 川 旉□

⑫ 扌□ 手 □曷 采

答え ▶ P.111

月　日　時間　分　秒　正答数　/41

60 じゃんけん迷路

● じゃんけんで勝ちながら、スタートからゴールまで進みましょう。（①の例：グーが勝つチョキに進み、チョキが勝つパーに進みます。※斜めには進めず、同じマスは２回通れません。）

①

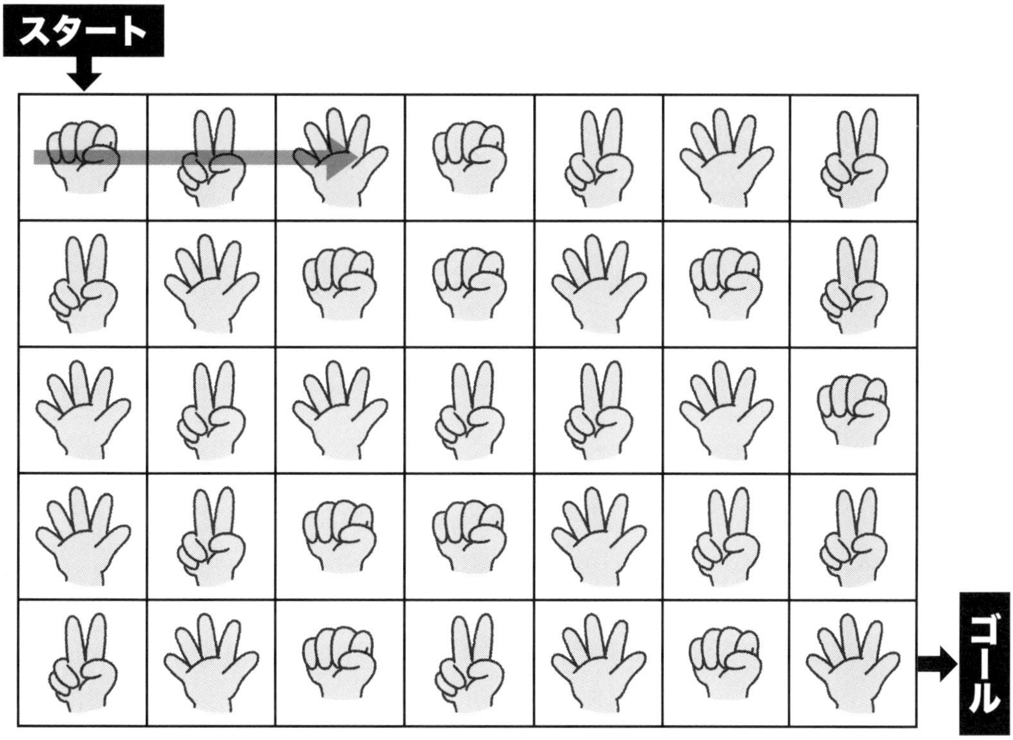

②

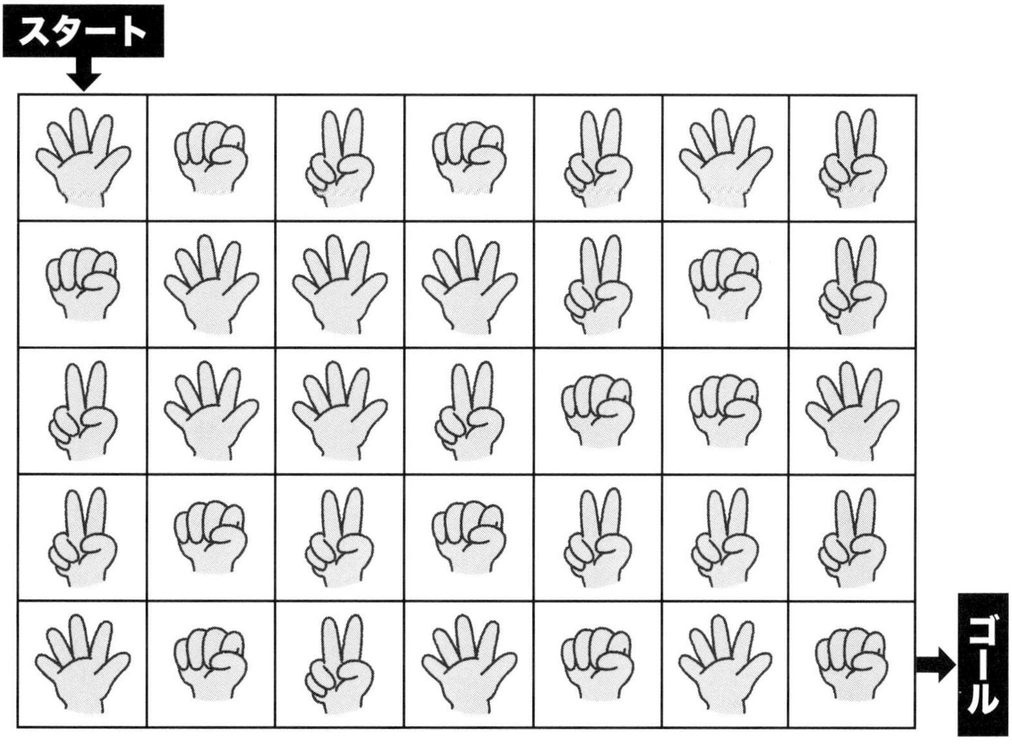

答え ▶ P.111

月　日　時間　分　秒　正答数　／6

四字熟語

●重なる５つの漢字から四字熟語を見つけましょう。１文字は使いません。

①

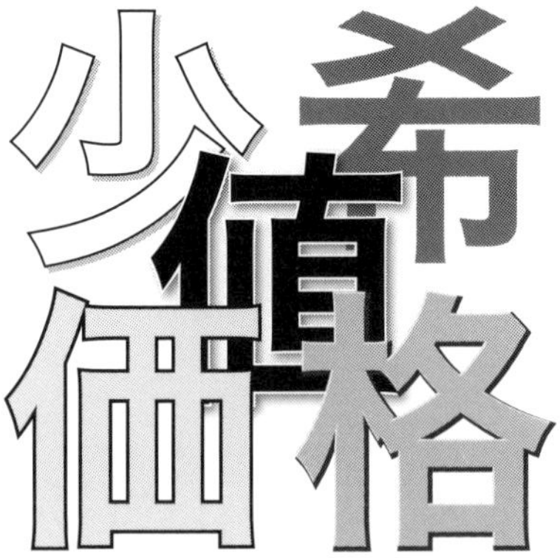

②

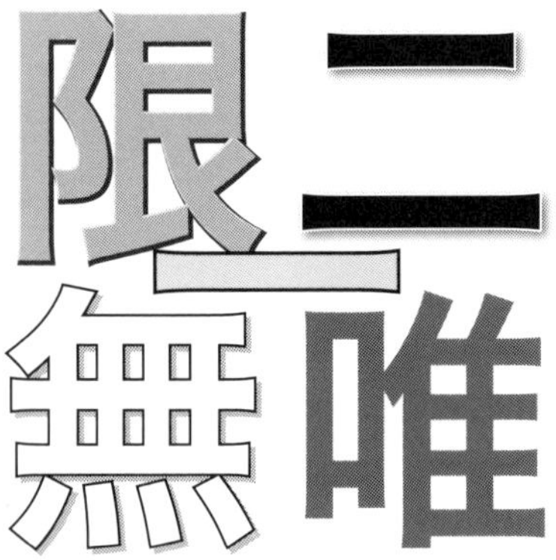

③

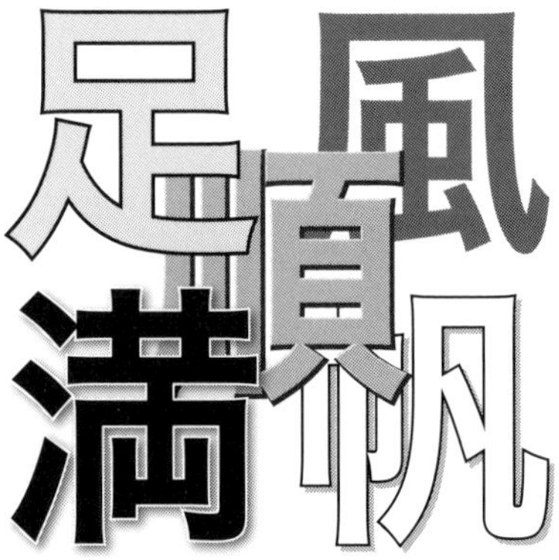

④

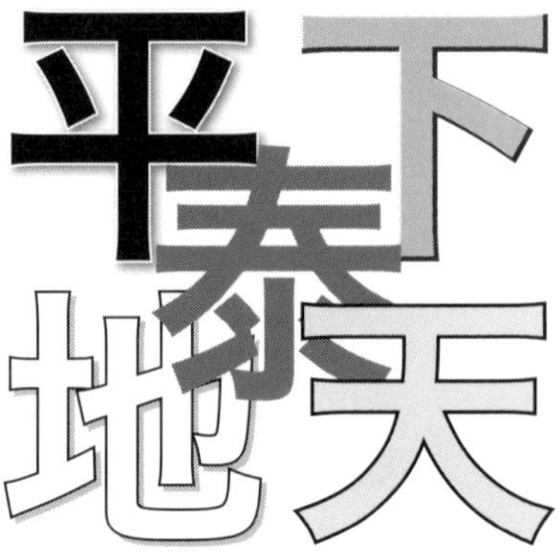

⑤

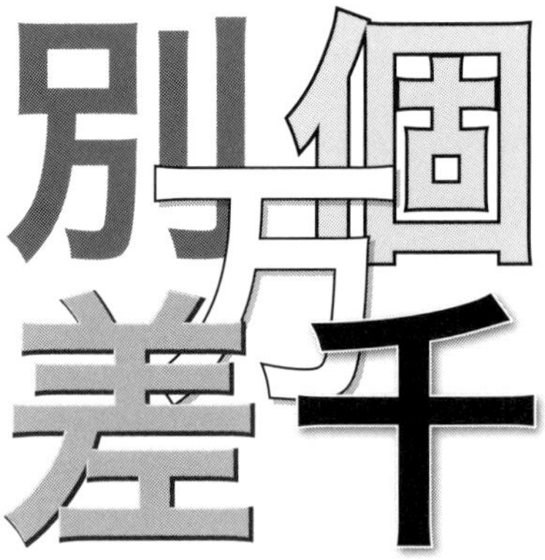

⑥

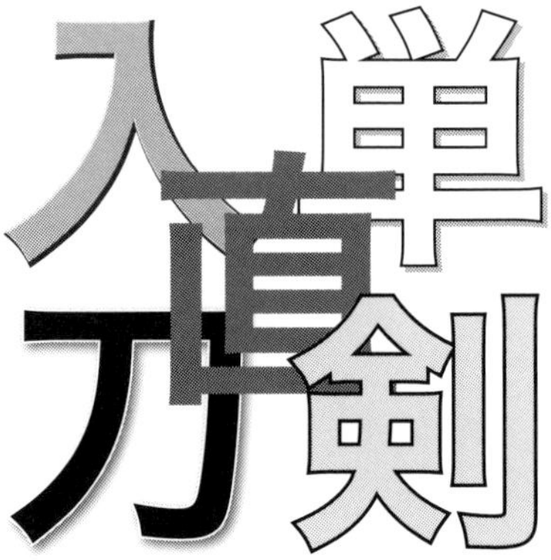

答え ▶ P.111

62 文具足し算

月　日

時間　分　秒

正答数　／4

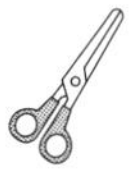 460円	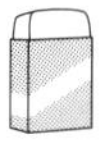 120円	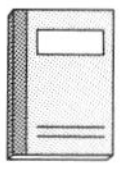 150円

●　の合計額を答えましょう。

※価格は税込みです。

①

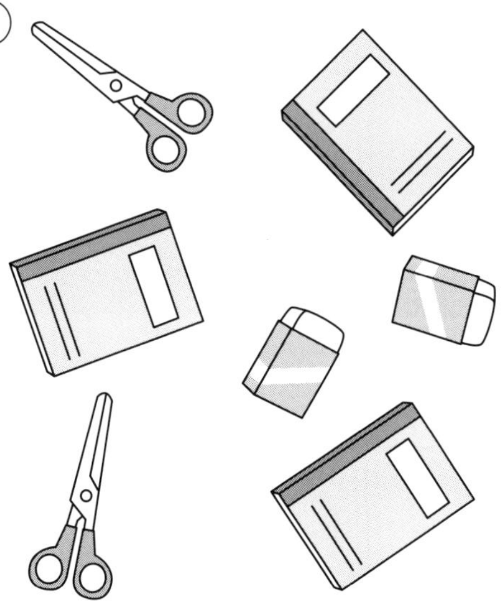

円

②

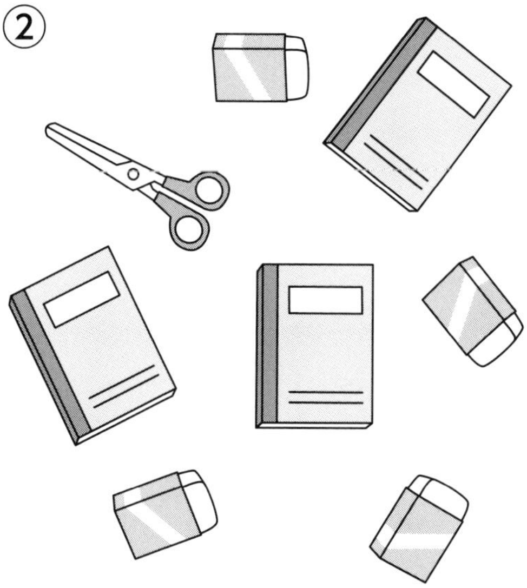

円

③

円

④

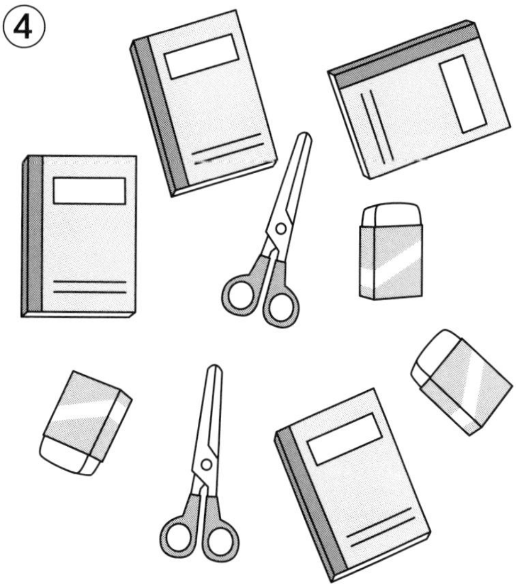

円

答え ▶ P.111

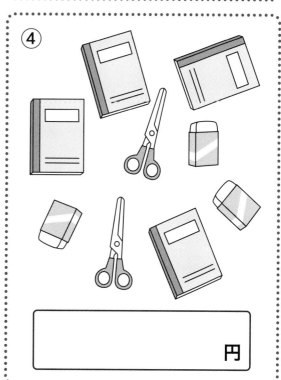

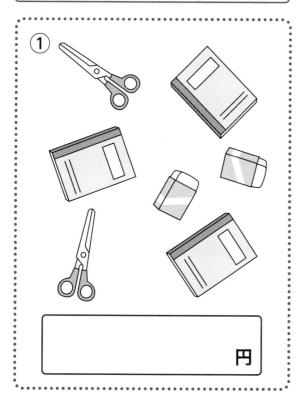

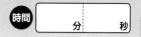

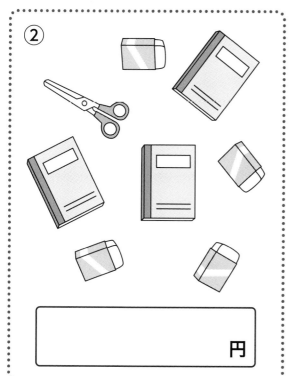

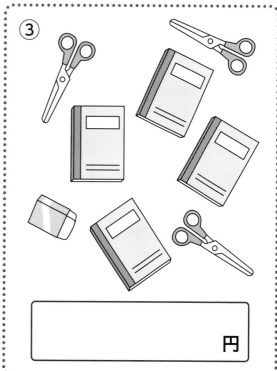

63 慣用句の線つなぎ

月　日　時間　分　秒　正答数　／7

●Aから B、Bから Cに線をつなぎ、慣用句７つを完成させましょう。

A	B	C
ぐうの	皮が	乗る
雲を	期(ご)に	振らず
勝ち	目で	及(およ)んで
この	目も	厚い
長い	馬に	見る
脇(わき)	掴(つか)む	出ない
面(つら)の	音(ね)も	よう

答え ▶ P.112

64

月　日

時間　分　秒

正答数　／1

仲間はずれ探し

●下の絵の中に、1つだけ違うものがあります。それを探して○で囲みましょう。

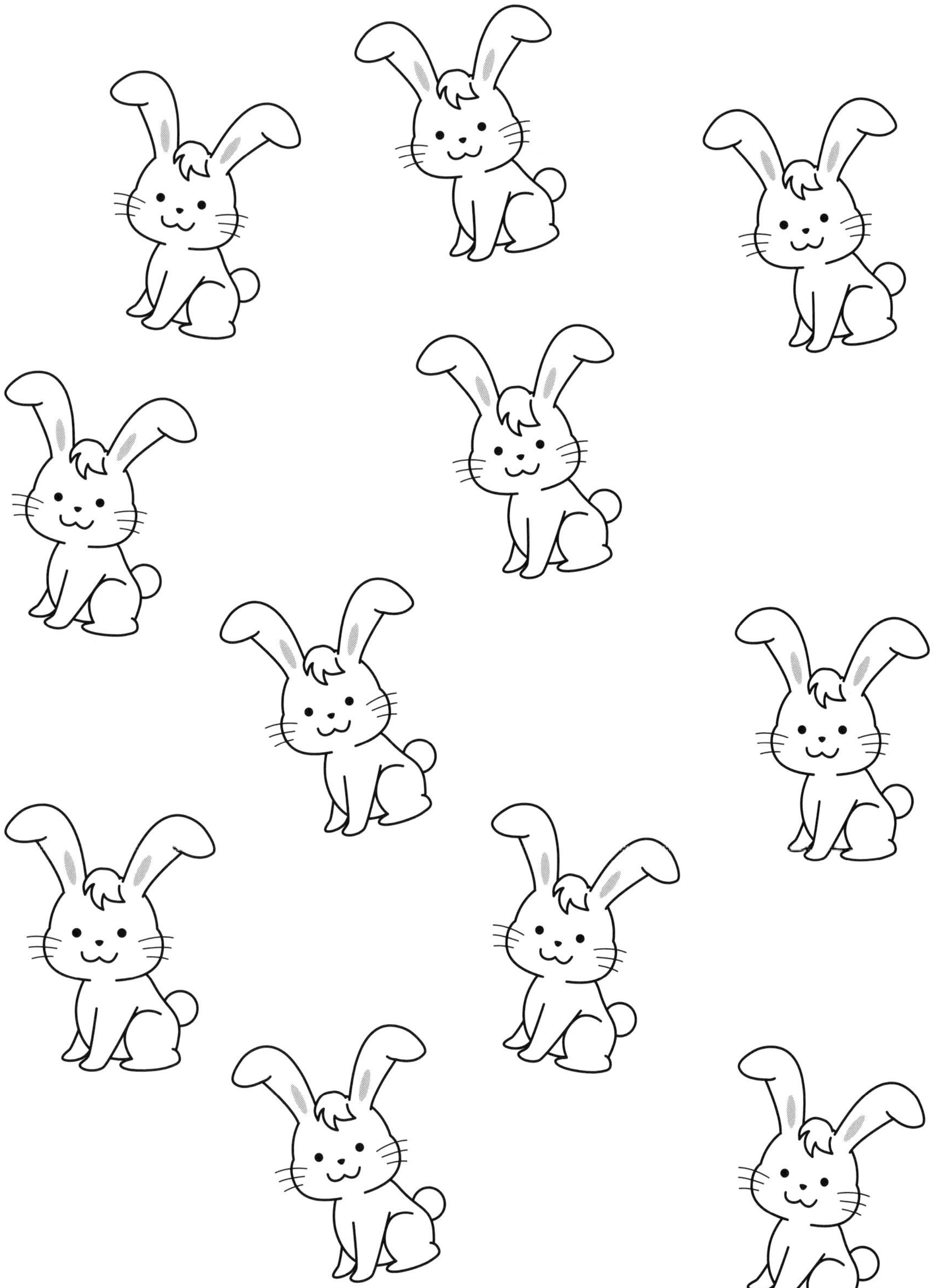

答え ▶ P.112

65

月　日

時間　分　秒

正答数　／8

何分たった？

● 進んだ時間を答えましょう。ただし時計の針は1周(12時間)以上進んでいません。

①

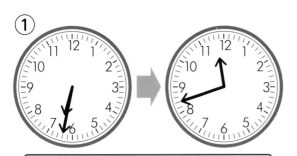

時間　分

⑤

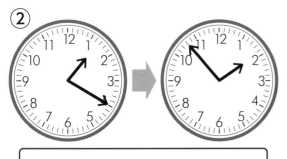

時間　分

②

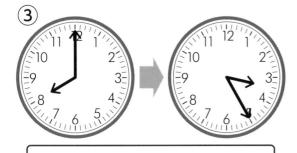

分

⑥

時間　分

③

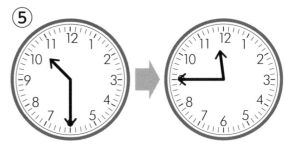

時間　分

⑦

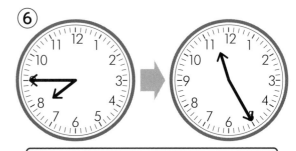

時間　分

④

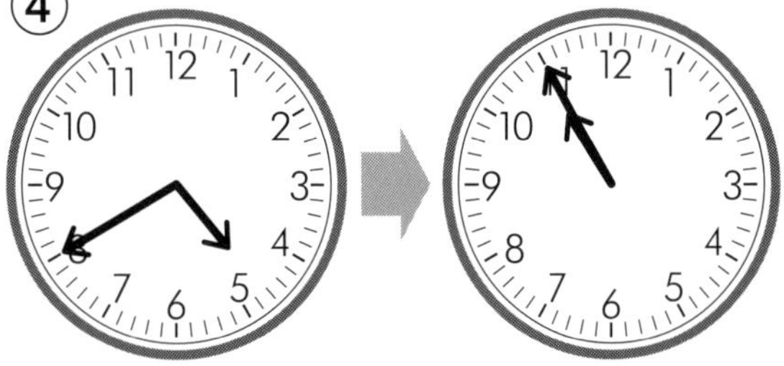

時間　分

⑧

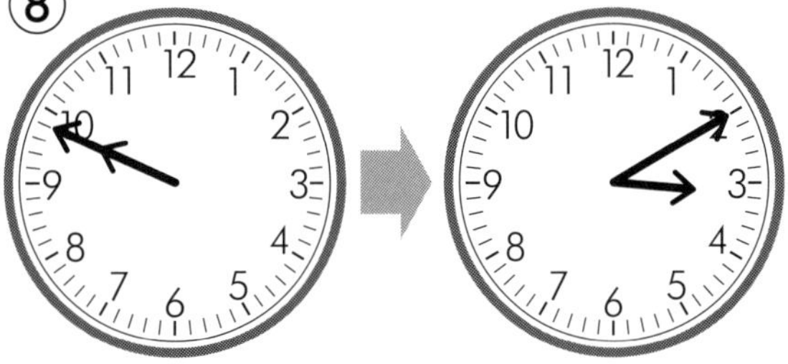

時間　分

答え ▶ P.112

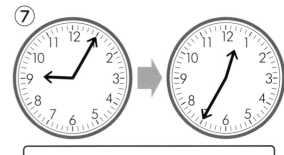

66 月 日 時間 分 秒 正答数 /7

イラスト間違い探し

● 下の絵には7か所、上と異なる部分があります。それを探して○で囲みましょう。

間違い 7か所

正

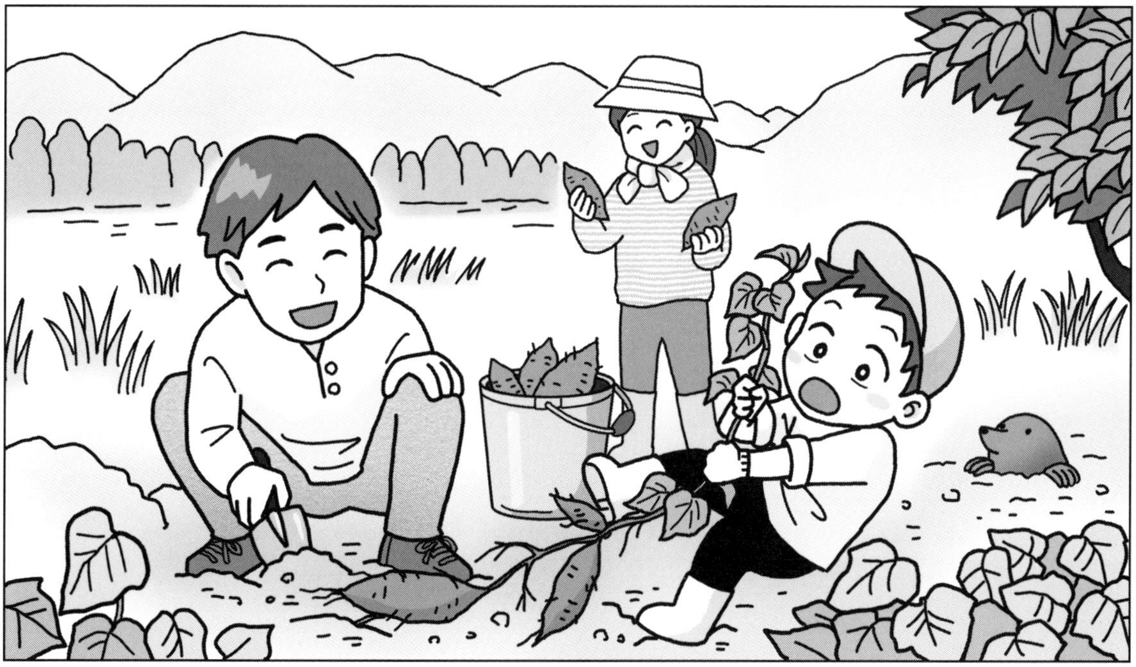

誤

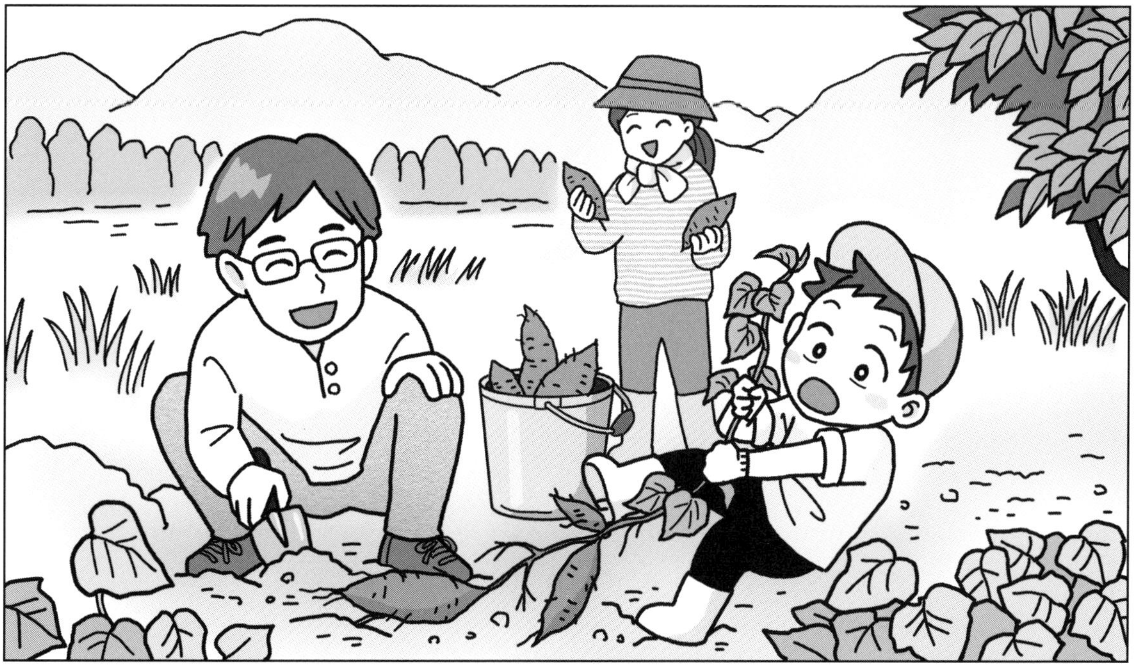

答え ▶ P.113

月　日　時間　分　秒　正答数　/8

67 同じ答えの式

●同じ答えの式どうしを線でつなぎましょう。

①

63÷9+26	5×5−4
6×7−21	12×5+7
9×8−5	3×8+9
50−2+13	15×2+31

②

12÷3+42	8×8−2
13×2+2	8×5+6
3×5+3	9×4−8
30×2+2	16×2−14

答え▶P.113

月　日

時間　分　秒

正答数　／1

数字のキャンディー

● みほんと同じ数字が入ったものを記号で答えましょう。

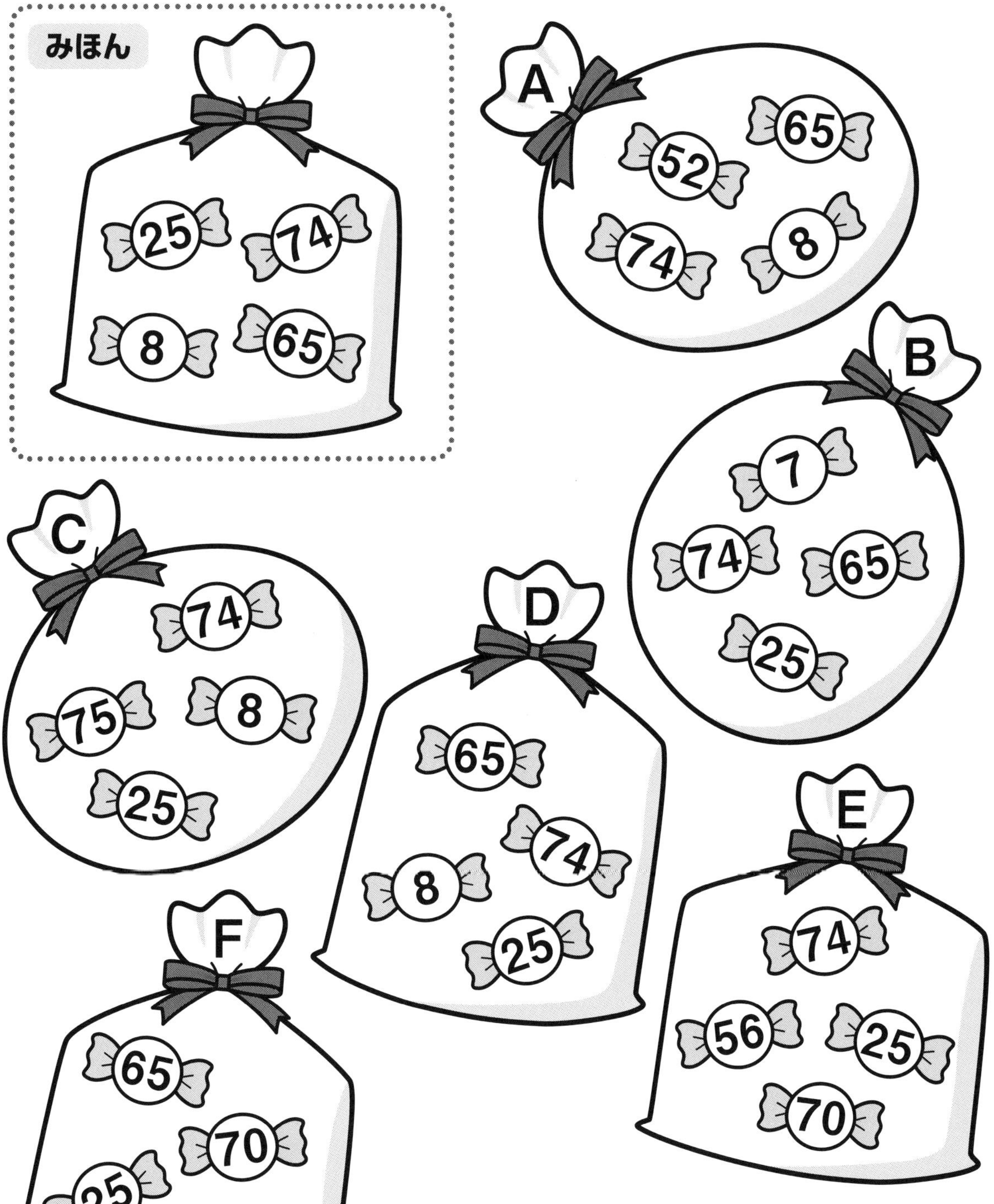

記号

答え ▶ P.113

69 なぞり書きと音読

月　日　時間　分　秒

●なぞり書きし、声に出して読みましょう。「檸檬（れもん）」（梶井基次郎）

私は何度も何度もその果実を鼻に持っていっては嗅（か）いでみた。それの産地だというカリフォルニヤが想像に上（のぼ）って来る。漢文で習った「売柑者之言（ばいかんしゃのげん）」の中に書いてあった「鼻を撲（う）つ」という言葉が断（き）れぎれに浮かんで来る。

70　月　日　時間　分　秒　正答数　／1

違うピース探し

●絵がバラバラのピースになりました。違うピース１つを記号で答えましょう。

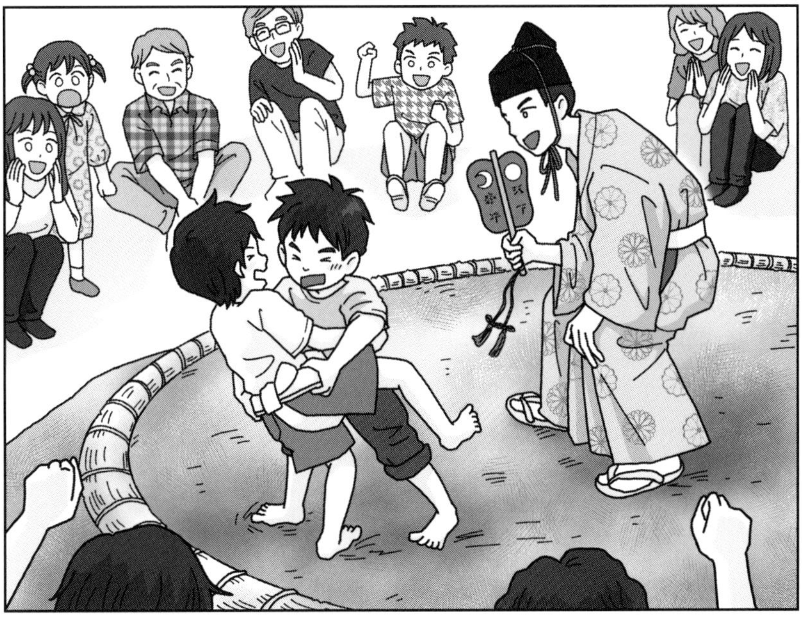

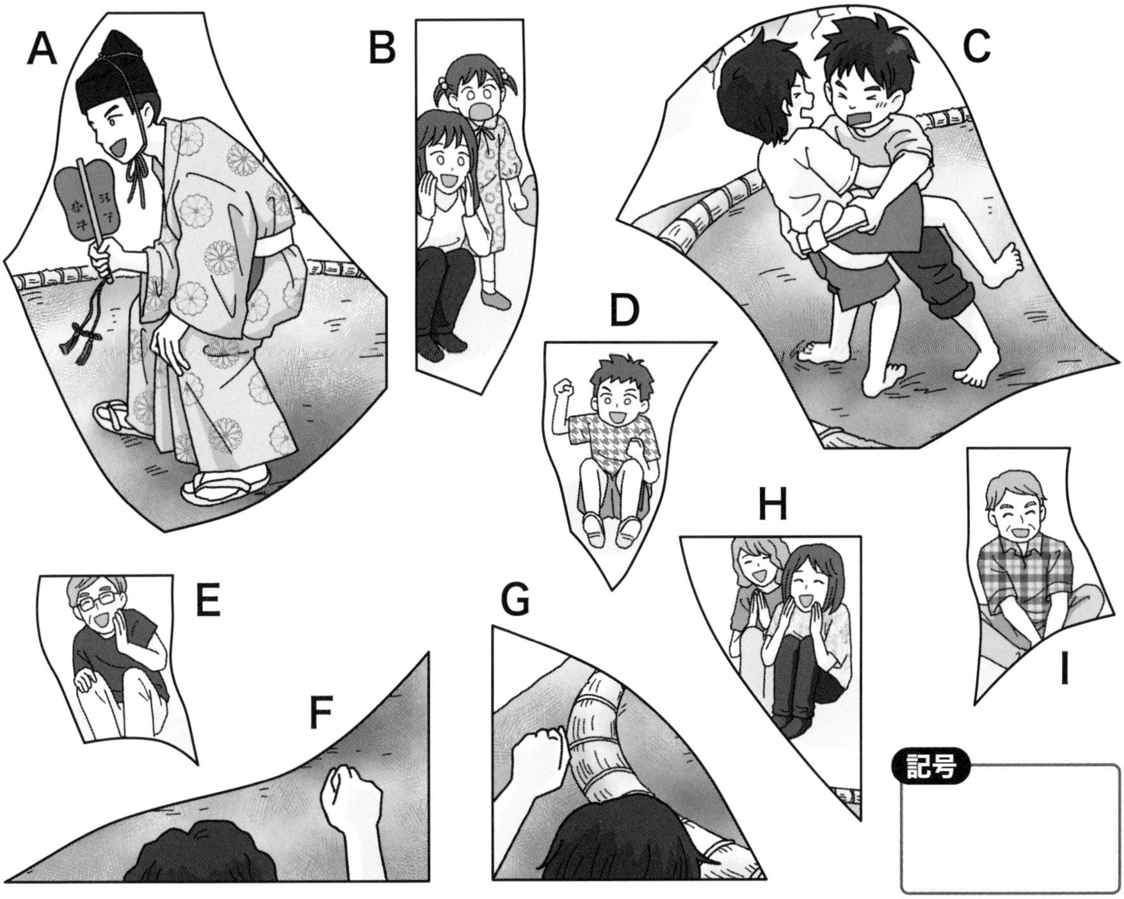

記号

答え ▶ P.113

71

月　日

時間　分　秒

正答数　/24

市名シークワーズ

●リストの市の名前をタテ・ヨコ・ナナメの８方向から探して、「フクオカ」のように線を引きましょう。なお、使わないマスが４つあります。

フ	ク	オ	カ	ヤ	マ	ナ	シ
ク	ク	シ	ク	マ	モ	ト	ズ
シ	タ	イ	ロ	ガ	ナ	ラ	オ
マ	ニ	イ	ガ	タ	ロ	ハ	カ
ツ	シ	チ	サ	ト	イ	オ	サ
ヤ	バ	ゴ	ク	シ	リ	オ	オ
マ	エ	シ	カ	モ	ウ	デ	オ
ト	マ	リ	モ	オ	ア	タ	ミ

リスト

見つけた言葉には☑を入れましょう。　※カッコ内の言葉は使いません。

☐サガ（佐賀市）　☐チバ（千葉市）　☐ナハ（那覇市）　☐ナラ（奈良市）
☐クシロ（釧路市）　☐トリデ（取手市）　☐フクイ（福井市）
☐アタミ（熱海市）　☐アオモリ（青森市）　☐イシカリ（石狩市）
☐オオイタ（大分市）　☐オオサカ（大阪市）　☐オカヤマ（岡山市）
☐カゴシマ（鹿児島市）　☐クマモト（熊本市）　☐シズオカ（静岡市）
☐トクシマ（徳島市）　☐ニイガタ（新潟市）　☑フクオカ（福岡市）
☐フクシマ（福島市）　☐マエバシ（前橋市）　☐マツヤマ（松山市）
☐モリオカ（盛岡市）　☐ヤマガタ（山形市）　☐ヤマナシ（山梨市）

※言葉は右から左、下から上につながることもあります。
また、１つの文字を複数の言葉で共有することもあります。

答え▶P.114

72 月 日 時間 分 秒 正答数 /11

ひらがな計算

●計算をして、答えを数字で書きましょう。文字を数字で書いて計算してもOKです。

① さんじゅうさんひくじゅうたすに ＝

② ごじゅうわるごたすよんじゅう ＝

③ にじゅうろくたすさんたすよん ＝

④ ろくじゅうきゅうひくいちひくに ＝

⑤ はちじゅうたすいちたすなな ＝

⑥ ななかけるじゅうたすじゅうご ＝

⑦ よんじゅうたすろくひくじゅう ＝

⑧ にたすじゅうろくひくじゅうなな ＝

⑨ じゅうはちひくにたすじゅうさん ＝

⑩ きゅうじゅうろくたすごひくに ＝

⑪ ごたすひゃくたすじゅうさん ＝

答え▶P.114

73 熊を探そう

月　日

時間　分　秒

正答数　／11

●絵の中から「熊（くま）」という字を11個探して○で囲みましょう。

態能然照熟　熟照能態然

照　熊　照　照

熊　然　熟　熊

能　照態然照能　能

照　能　態　然

然能照態熟　能態照然熟

照　照

能　態

熊　然

熟　能

照　照

熟　熟

能　能

然　照

態　態熟態然照熊熟　熊

照　能　照　熟

熊　熟　能　態

能　然　能　態　然

熊　熊　熟　態　然　能

然　照　熟　照

能　能態熊然熟照然　熊

照　能

熟能態熊熟然照能熟態然

答え ▶ P.114

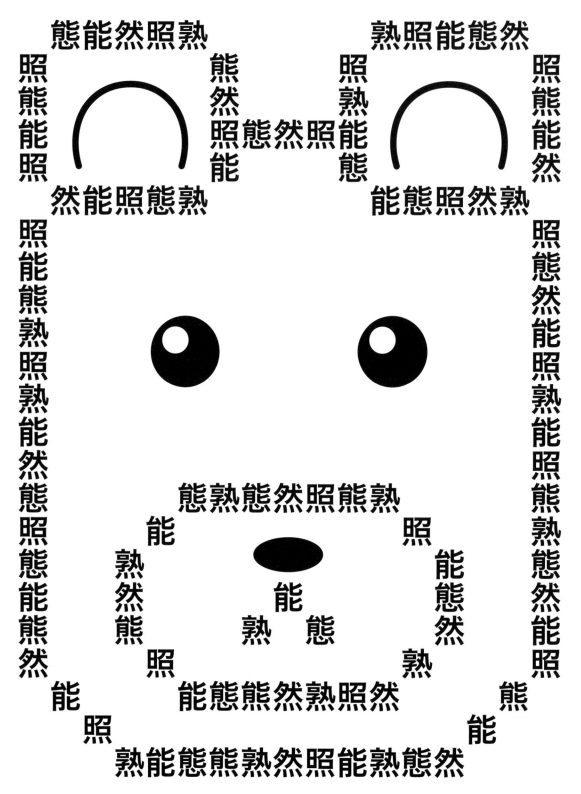

74　月　日　時間　分　秒　正答数　／4

スイーツ足し算

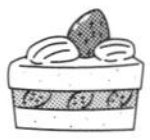 450円　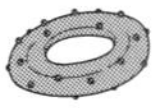 190円　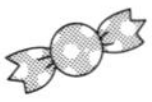 60円

●［　　　］の合計額を答えましょう。

※価格は税込みです。

①

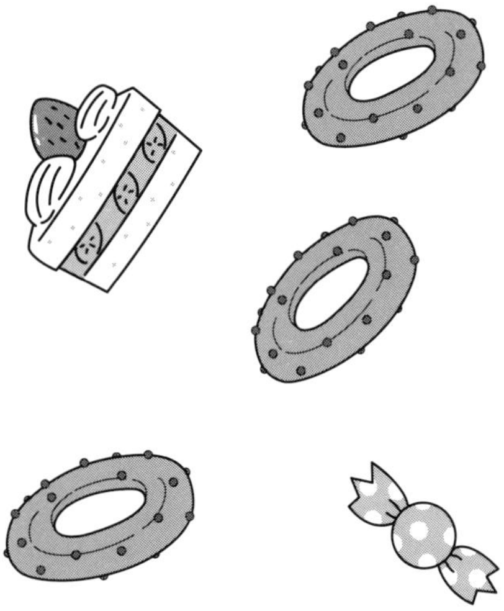

円

③

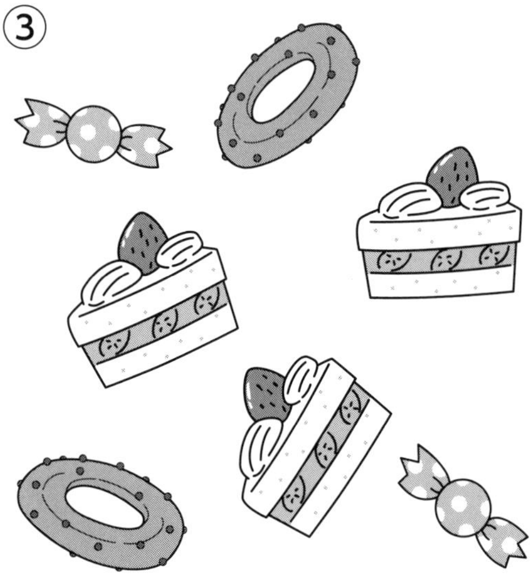

円

②

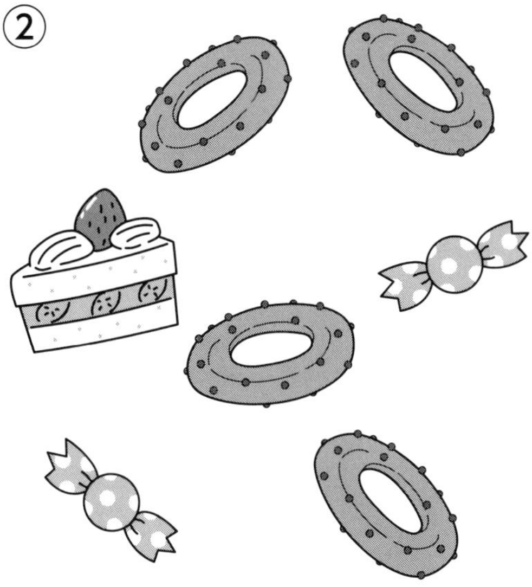

円

④

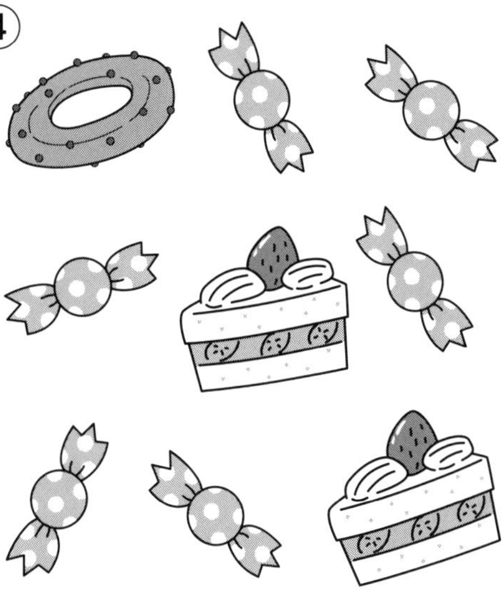

円

答え ▶ P.114

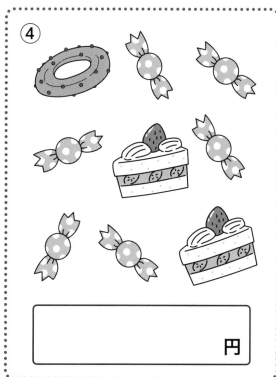

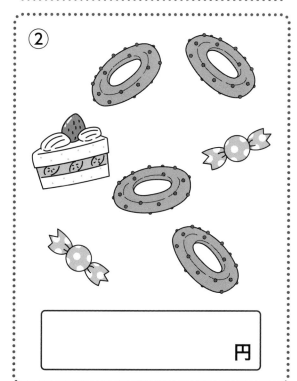

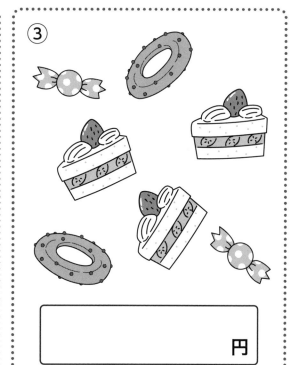

月　　日

時間　　分　　秒

正答数　／6

75 四字熟語

●重なる５つの漢字から四字熟語を見つけましょう。１文字は使いません。

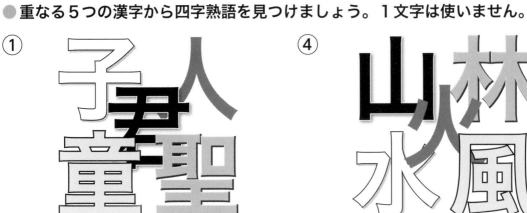

①

④

②

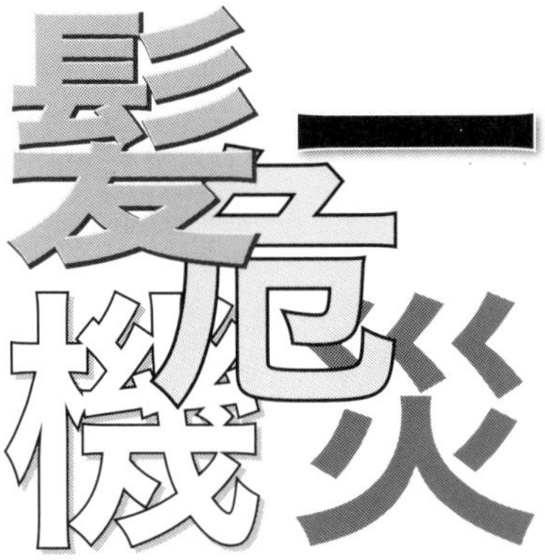

⑤

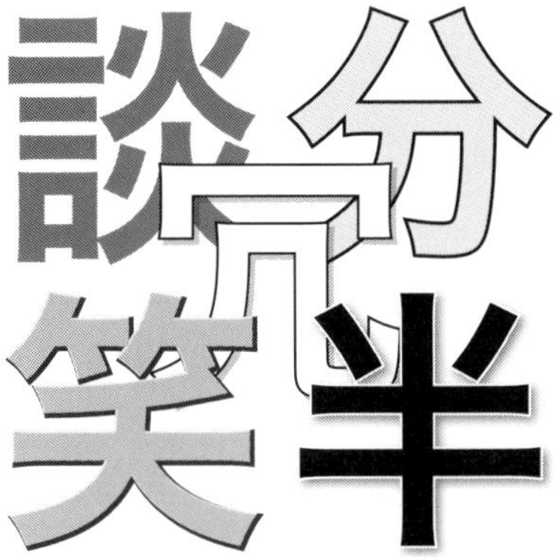

③

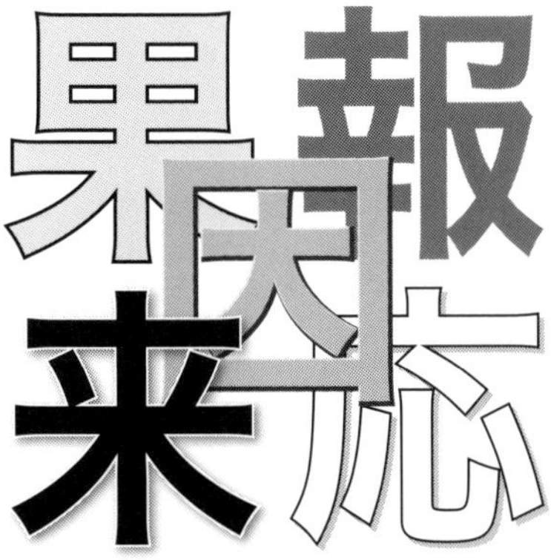

⑥

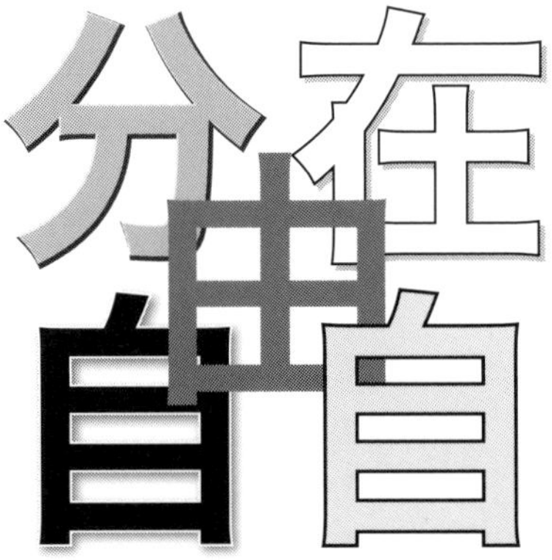

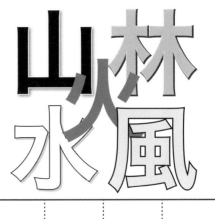

答え ▶ P.114

76 何分たった？

月　　日

時間　　分　　秒

正答数　／8

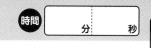

●進んだ時間を答えましょう。ただし時計の針は１周（12時間）以上進んでいません。

①

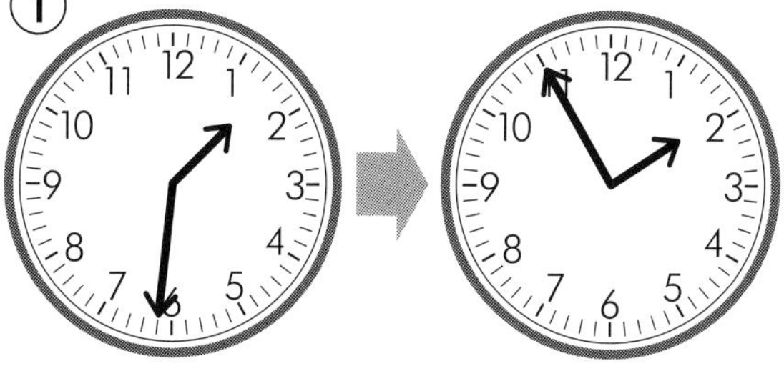

分

②

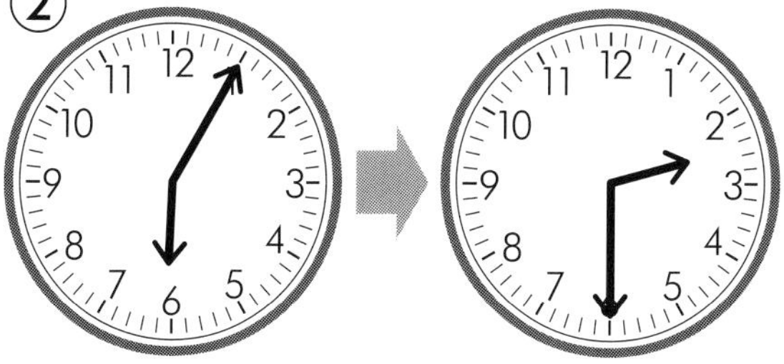

時間　　分

③

分

④

時間　　分

⑤

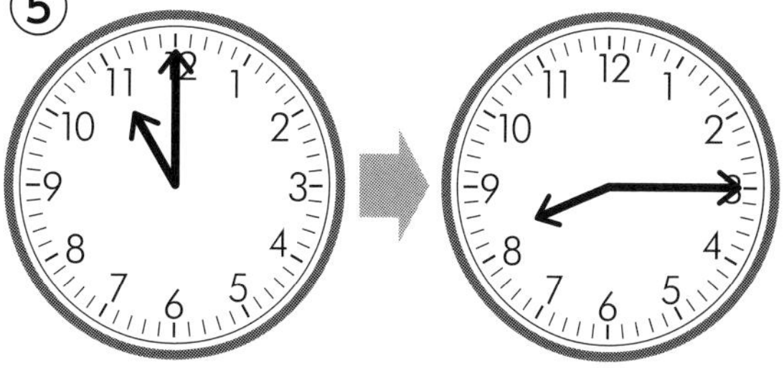

時間　　分

⑥

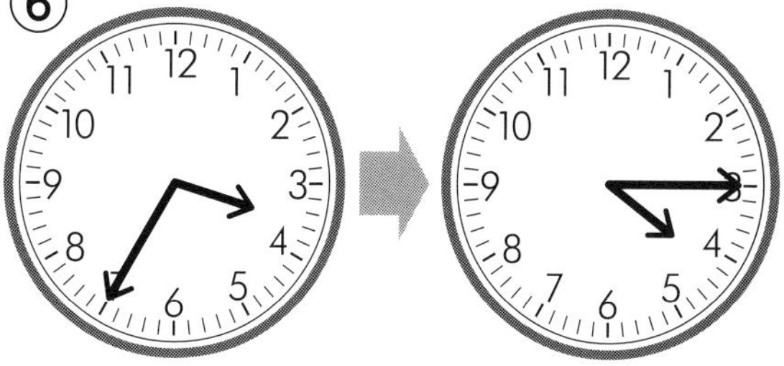

分

⑦

時間　　分

⑧

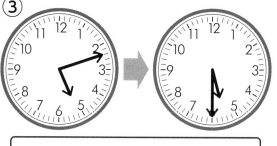

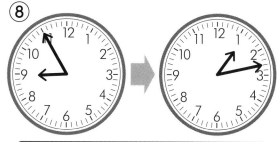

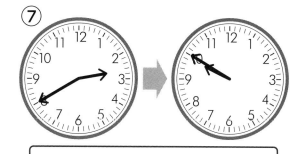

時間　　分

答え ▶ P.115

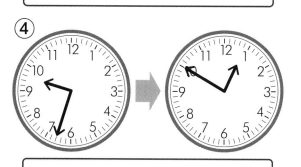

77　　月　　日　　時間　　分　　秒　　正答数　　／47

じゃんけん迷路

● じゃんけんで勝ちながら、スタートからゴールまで進みましょう。（①の例：パーが勝つグーに進み、グーが勝つチョキに進みます。※斜めには進めず、同じマスは２回通れません。）

①

スタート

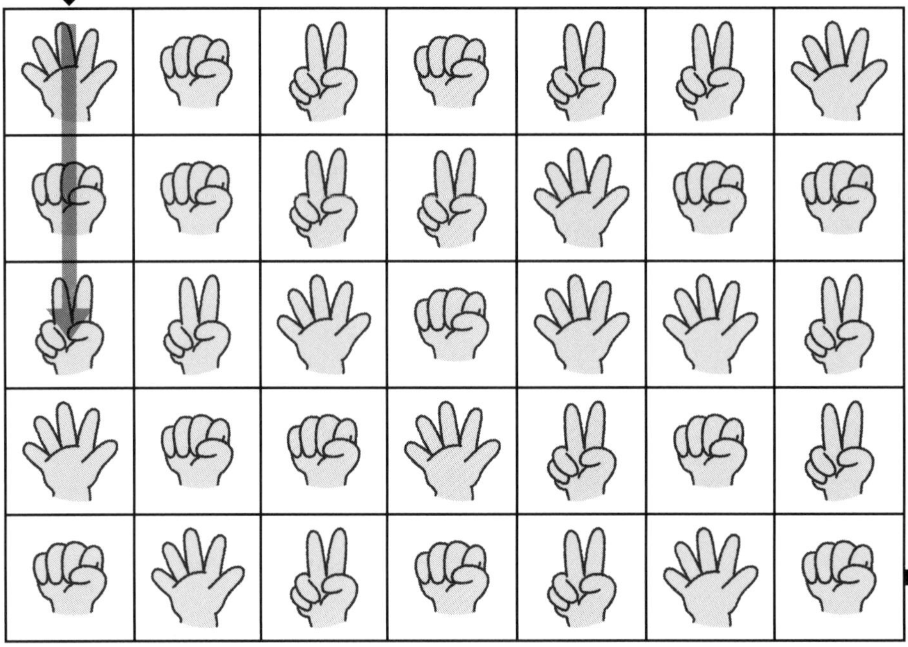

ゴール

②

スタート

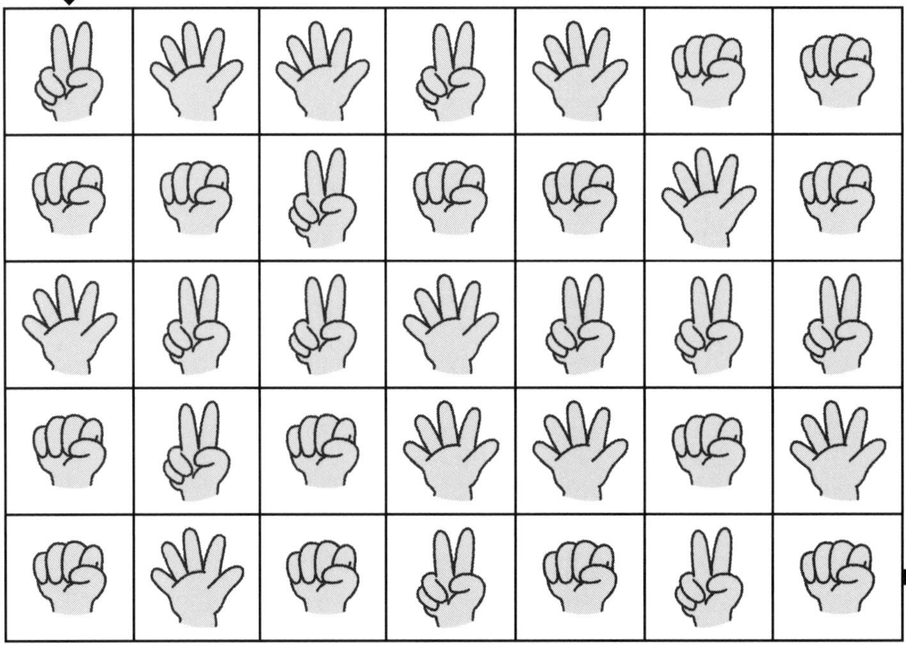

ゴール

答え ▶ P.115

78 ことわざ慣用句リレー

月　日　時間　分　秒　正答数　/11

●リストから漢字を選びマスに入れましょう。矢印でつながったマスには、同じ字を入れます。なお、リストには使わない字が3つあります。

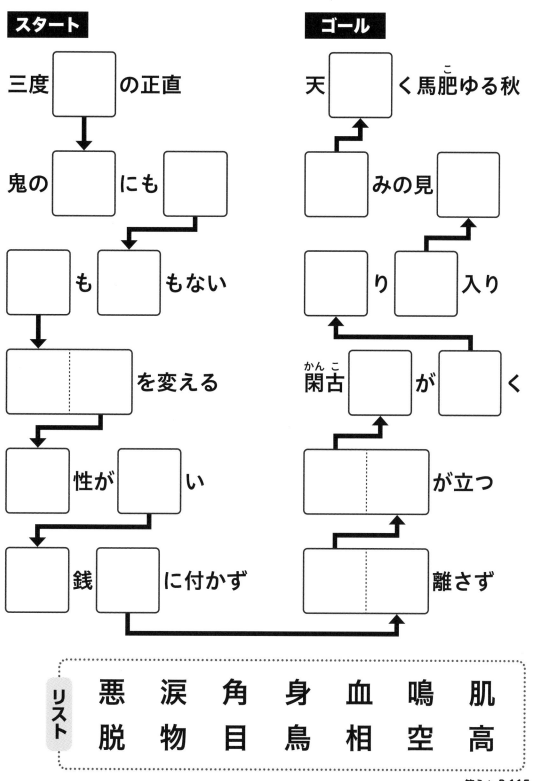

スタート

三度□の正直

鬼の□にも□

□も□もない

□□を変える

□性が□い

□銭□に付かず

□□離さず

□□が立つ

閑古(かんこ)□が□く

□り□入り

□み見□

天□く馬肥(こ)ゆる秋

ゴール

リスト

悪　涙　角　身　血　鳴　肌

脱　物　目　鳥　相　空　高

答え▶P.115

79

月　日

時間　分　秒

正答数　／1

数字のキャンディー

● みほんと同じ数字が入ったものを記号で答えましょう。

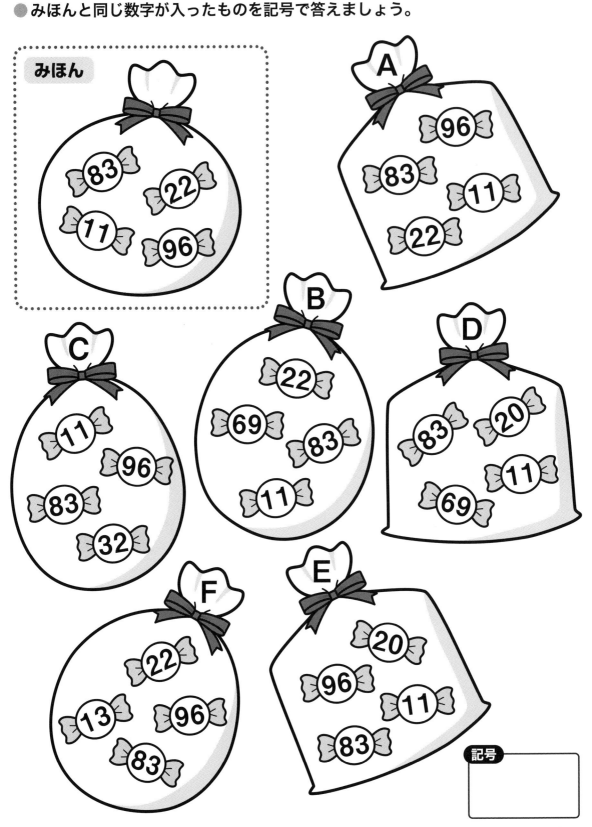

記号

答え ▶ P.116

月　日　時間　分　秒　正答数　／6

80 三字熟語ジグソー

ちぎれてしまった三字熟語を答えましょう。文字の順がバラバラなものもあります。

①

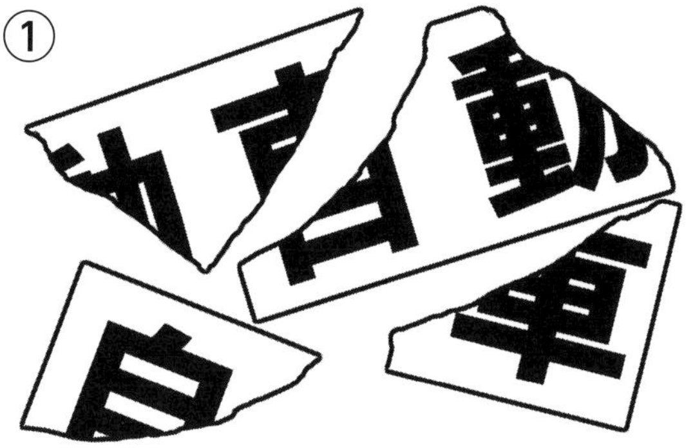

④

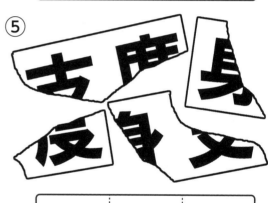

②

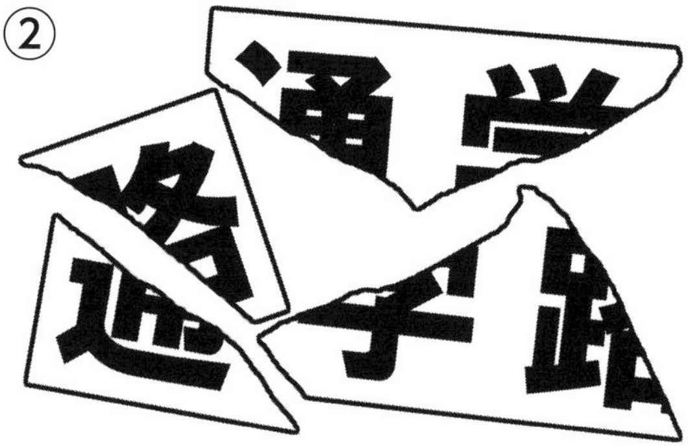

⑤

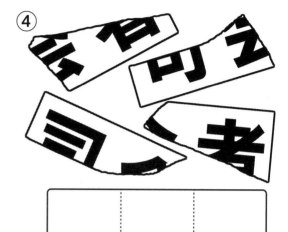

③

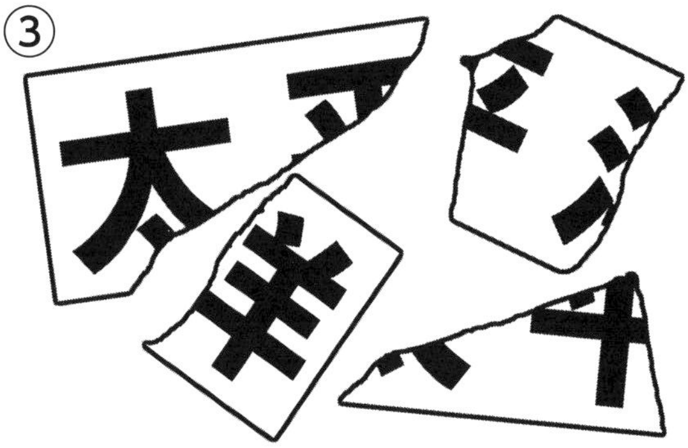

⑥

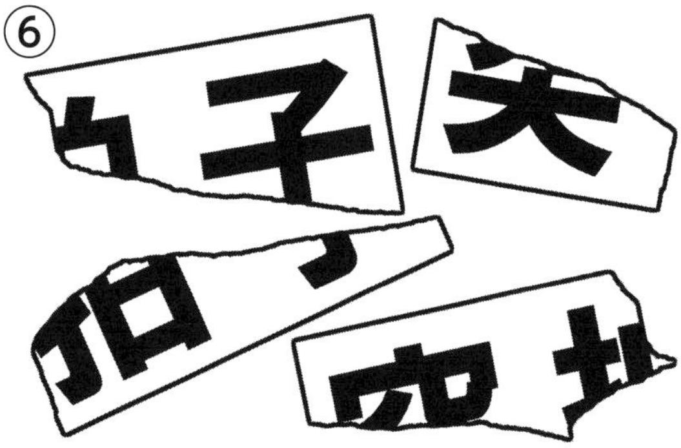

答え ▶ P.116

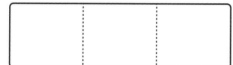

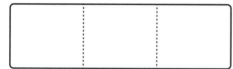

81

月　日

時間　分　秒

正答数　／1

仲間はずれ探し

● 下の絵の中に、1つだけ違うものがあります。それを探して○で囲みましょう。

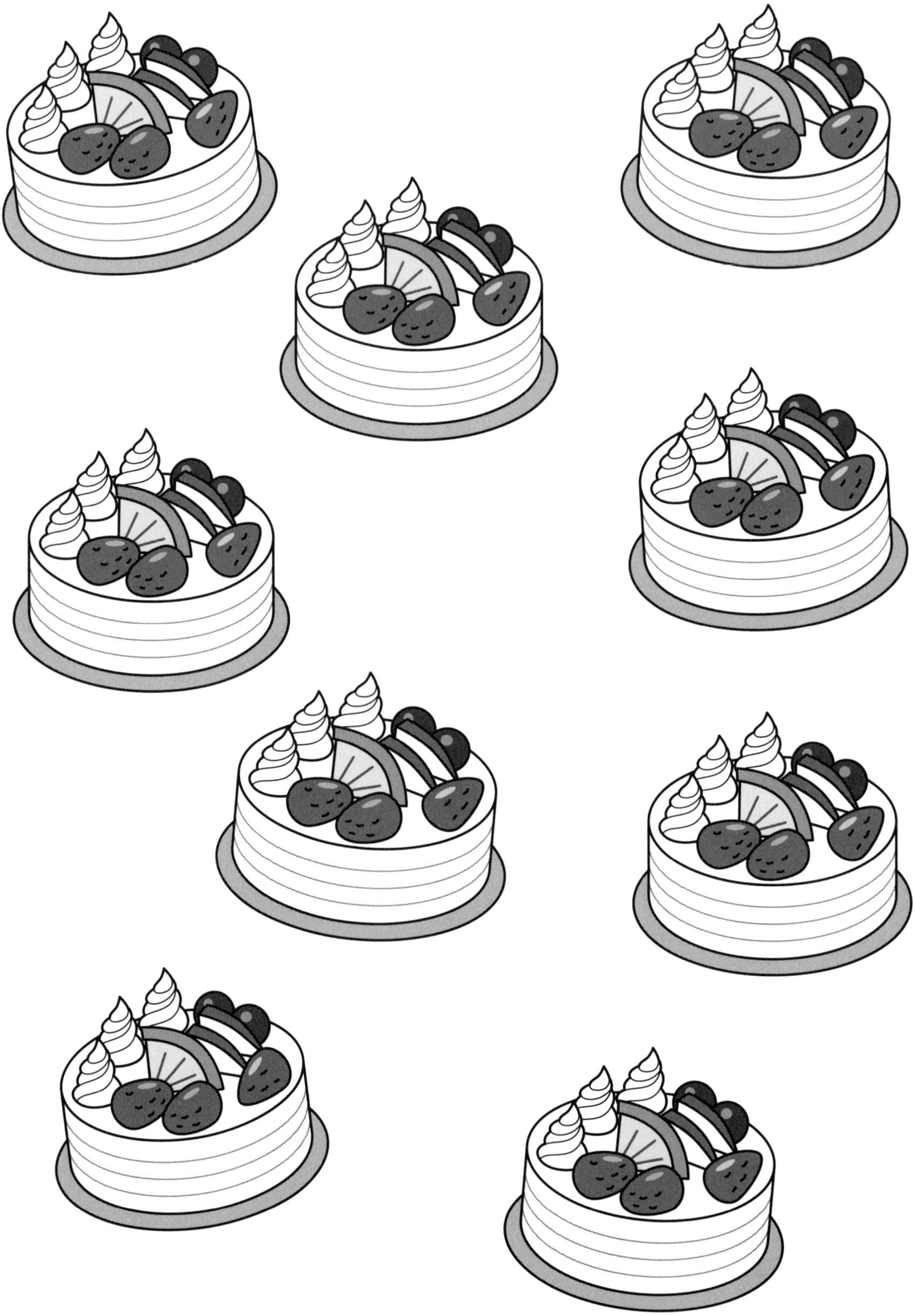

答え ▶ P.116

月　日

時間　分　秒

正答数　／8

同じ答えの式

●同じ答えの式どうしを線でつなぎましょう。

①

3×8+19 ●	● 10+2+15
5×9+7 ●	● 3+10−1
81÷9+3 ●	● 20×2+3
5×4+7 ●	● 40×2−28

②

21÷3+10 ●	● 8+9+3
9×6+3 ●	● 10×5+7
35÷5+13 ●	● 6÷2+12
30−14−1 ●	● 20×1−3

答え ▶ P.116

83 慣用句の線つなぎ

月　日

時間　分　秒

正答数 ／7

●Aから B、Bから Cに線をつなぎ、慣用句７つを完成させましょう。

A	B	C
寝た	口を	見る
耳に	髪を	ない
後ろ	目で	起こす
立つ	子を	できる
白い	打ち	叩(たた)く
太刀(たち)	たこが	引かれる
減らず	瀬が	できない

答え▶P.117

月　日　時間　分　秒　正答数　／8

84 イラスト間違い探し

●下の絵には８か所、上と異なる部分があります。それを探して○で囲みましょう。

間違い
８か所

正

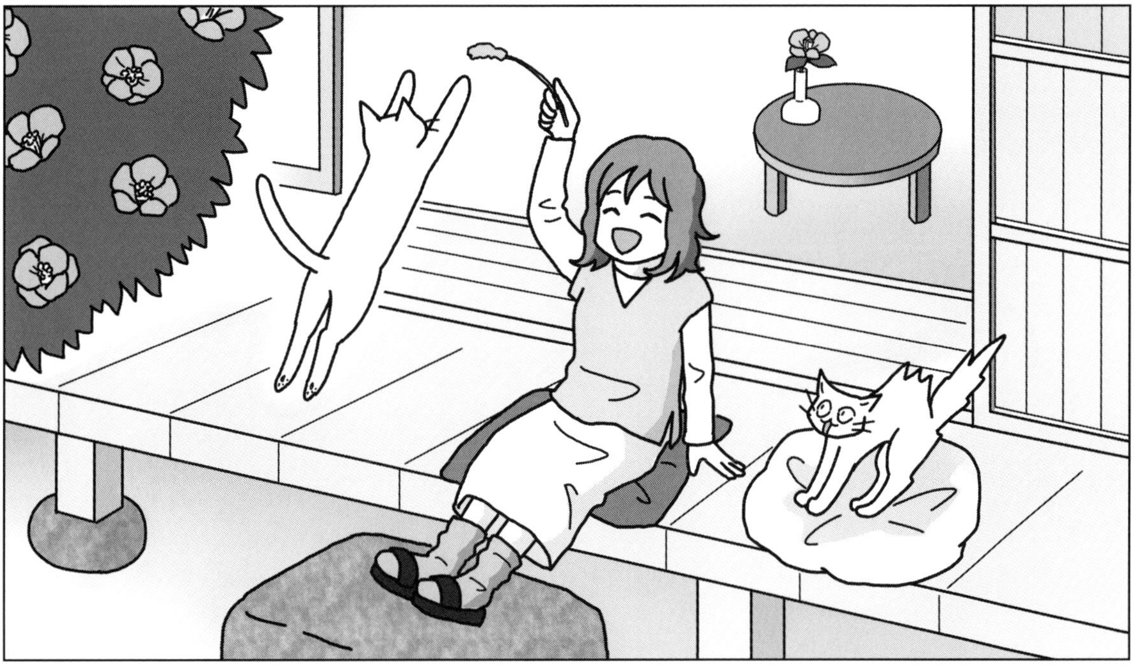

誤

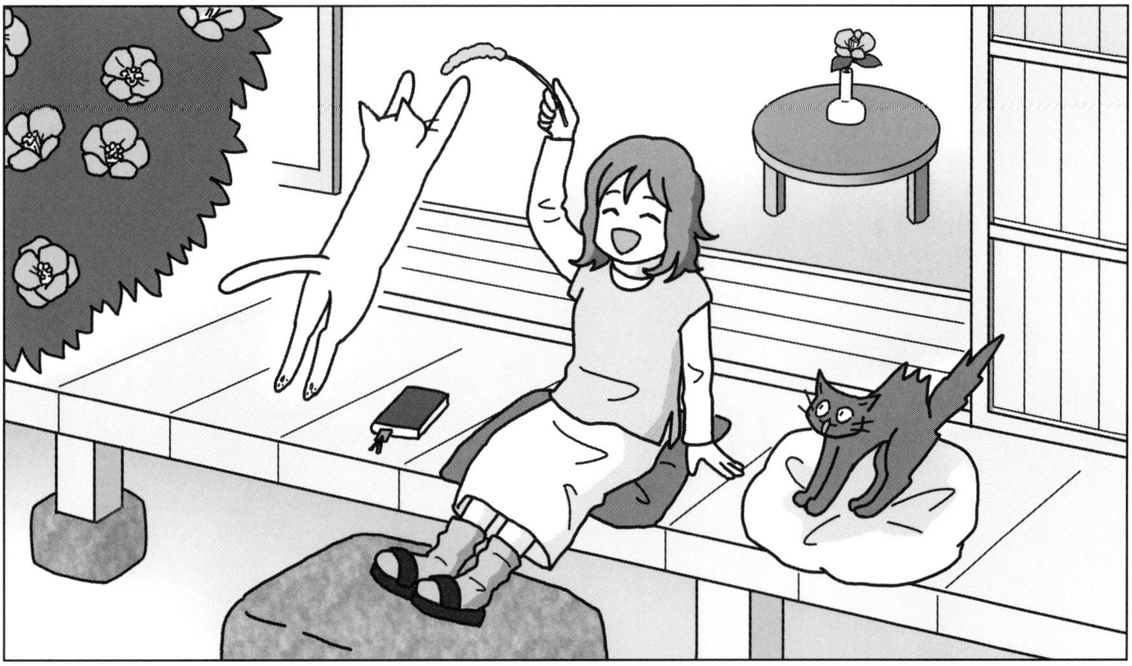

答え▶P.117

85 月 日 時間 分 秒 正答数 /9

筆算

●筆算で計算しましょう。

① $23 + 36 =$ □

② $57 + 33 =$ □

③ $69 + 14 =$ □

④ $60 - 41 =$ □

⑤ $48 - 32 =$ □

⑥ $85 - 37 =$ □

⑦ 32×31
□
□
□

⑧ 22×18
□
□
□

⑨ 52×23
□
□
□

答え ▶ P.118

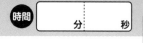

86

月　日

時間　分　秒

正答数　/12

難読なぞり書き

●次の漢字をなぞり、読みをひらがなで書きましょう。

① 寮母

（読み　　　）

② 自叙伝

（読み　　　）

③ 迅速

（読み　　　）

④ 鮭

（読み　　　）

⑤ 捜索

（読み　　　）

⑥ 鍛錬

（読み　　　）

⑦ 割愛

（読み　　　）

⑧ 黄昏

（読み　　　）

⑨ 融資

（読み　　　）

⑩ 有意義

（読み　　　）

⑪ 掛軸

（読み　　　）

⑫ 母屋

（読み　　　）

答え ▶ P.118

87 文字間違い探し

月　日

時間　分　秒

正答数　／8

●「秋の味覚」がテーマの文字絵です。この中に、周囲と違う文字がまざっていますので、それを探して○で囲みましょう。

間違い　8か所

```
　　　ぶぶ
　　　ぶ
　ぶぶ
ぶ　ぶぶ　　ぶぶぶぶ
　　　ぶ　　ぶ　　　ぶ
　　ぶぶぶぶぶ　　　ぶ
　ぶ　　　ぶぶ　　　ぶ
ぶぶ　　　　ぶ　　　ぶぶご
ぶ　　　　　ぶぶぶぶぶ　　　ぶ
　ぶぶ　　　ぶ　　　ぶ　　　ぶ
　　ぶぶぶぶ　　　　ぶ　　　ぶ
　ぶ　　　ぶ　　　　ぶ　　　ぶぶぶ
や　　　　　ぶ　　　ぶぶぶぶぶ　　ぶ
ぶ　　　　　ぶ　　ぶぶ　　ぶ　　　ぶ
ぶ　　　　　ぶぶぶぶ　　　ぶ　　　ぶ
　ぶぶぶぶぶぶ　　ぶぶ　　ぶ　　　ぶ
　　　　ぶ　　　　ぶ　ぶぶぶぶぶぶぶぶ
　　　　ぶ　　　　ぶ　　　　ぶ　　　ぶ
　　　　ぶぶ　　　ぶ　　　　ぶ　　　ぶ
　　　　　ぶぶぶぶぶぶ　　　ぶ　　　ぶ
　　　　　　　ぶ　　　ぶぶぶぶぶぶぶ
　　　　　　　ぶ　　　ぶ
　　　　　　　　ぶぶぶ
```

```
　　　　　　　葉葉葉
　　　　　　葉葉葉葉葉
　　　　　　葉葉
　　　　　　葉
　　　　　りりりり
　　りりりりりりりりり
　りりりり　り　りりりり
　りつりり　り　りりりりり
りりりりり　　　りりりりり
りりりりりりりりりりりりり
りりりりりりりりりり　りり
りりりりりりりりり　りりり
りりりりりりりり　りりりり
んんんんんんんんんんんんん
　んんんんんんんんんんん
　んんんんんんんんんんん
　　ごごごごごごでごご
　　　ごごごごごごご
```

```
　　　　柿柿柿　　　　　柿柿柿
　　　　柿柿柿柿柿　柿柿柿柿柿
　　　　柿柿柿柿柿柿柿柿柿柿柿
　　きき柿柿柿柿柿柿柿柿柿柿柿きき
　き　　　柿柿柿柿　棒柿柿柿　　　き
き　　　柿柿柿柿　　　柿柿柿柿　　き
き　　　柿柿柿　　　　　柿柿柿　　き
き　　　　　　　　　　　　　　　　き
き　　　　　　　　　　　　　　　　き
き　　　　　　　　　　　　　　　　き
き　　　　　　　　　　　　　　　　き
　か　　　　　　　　　　　　　　か
　か　　　　　　　　　　　　　　か
　　か　　　　　　　　　　　　か
　　　ふ　　　　　　　　　　か
　　　　かかかかかかかかかかか
```

```
　　　　松松松松松松松
　　松松松松松松松松松松松
松松松松松松松松松松松松松松
松松松松松松松松松松松松松松
松松松　　たたにたた　　松松
　松松松松た　　　た松松松
　　　　　たたたたた
　　　　　た　　　た
　　　　　たたたたた
　　　　　たたたたた
　　　　　た　　　た
　　　　　たたたたた
　　　　　たたたたた
　　　　　け　　　け
　　　　　　けけり
　　　　　　けけけ
　　　　　　けけ
```


答え ▶ P.119

88 月 日 時間 分 秒 正答数 /11

ひらがな計算

●計算をして、答えを数字で書きましょう。文字を数字で書いて計算してもOKです。

① ろくじゅうたすななたすなな ＝

② はちひくごたすきゅうじゅうに ＝

③ はちじゅうわるにひくさんじゅう ＝

④ ろくじゅうきゅうひくごひくいち ＝

⑤ さんたすさんじゅうにひくろく ＝

⑥ ごかけるろくひくにじゅうさん ＝

⑦ じゅうたすじゅうきゅうたすいち ＝

⑧ にじゅうごたすさんじゅうひくに ＝

⑨ ろくじゅうごひくいちひくさん ＝

⑩ さんたすひゃくじゅうひくなな ＝

⑪ よんかけるごたすじゅうなな ＝

答え▶P.119

89 二字熟語

月　日　時間　分　秒　正答数　/18

● 二字熟語の読みをひらがなで書きましょう。

① 素人〔　　〕
② 真似〔　　〕
③ 戸籍〔　　〕
④ 調和〔　　〕
⑤ 仲人〔　　〕
⑥ 名残〔　　〕
⑦ 丁寧〔　　〕
⑧ 尊厳〔　　〕
⑨ 閑静〔　　〕
⑩ 吟味〔　　〕
⑪ 観戦〔　　〕
⑫ 弥生〔　　〕
⑬ 木綿〔　　〕
⑭ 行方〔　　〕
⑮ 旋風〔　　〕
⑯ 余韻〔　　〕
⑰ 遂行〔　　〕
⑱ 心地〔　　〕

答え ▶ P.119

90 　月　日　時間　分　秒　正答数　／1

数字のキャンディー

●みほんと同じ数字が入ったものを記号で答えましょう。

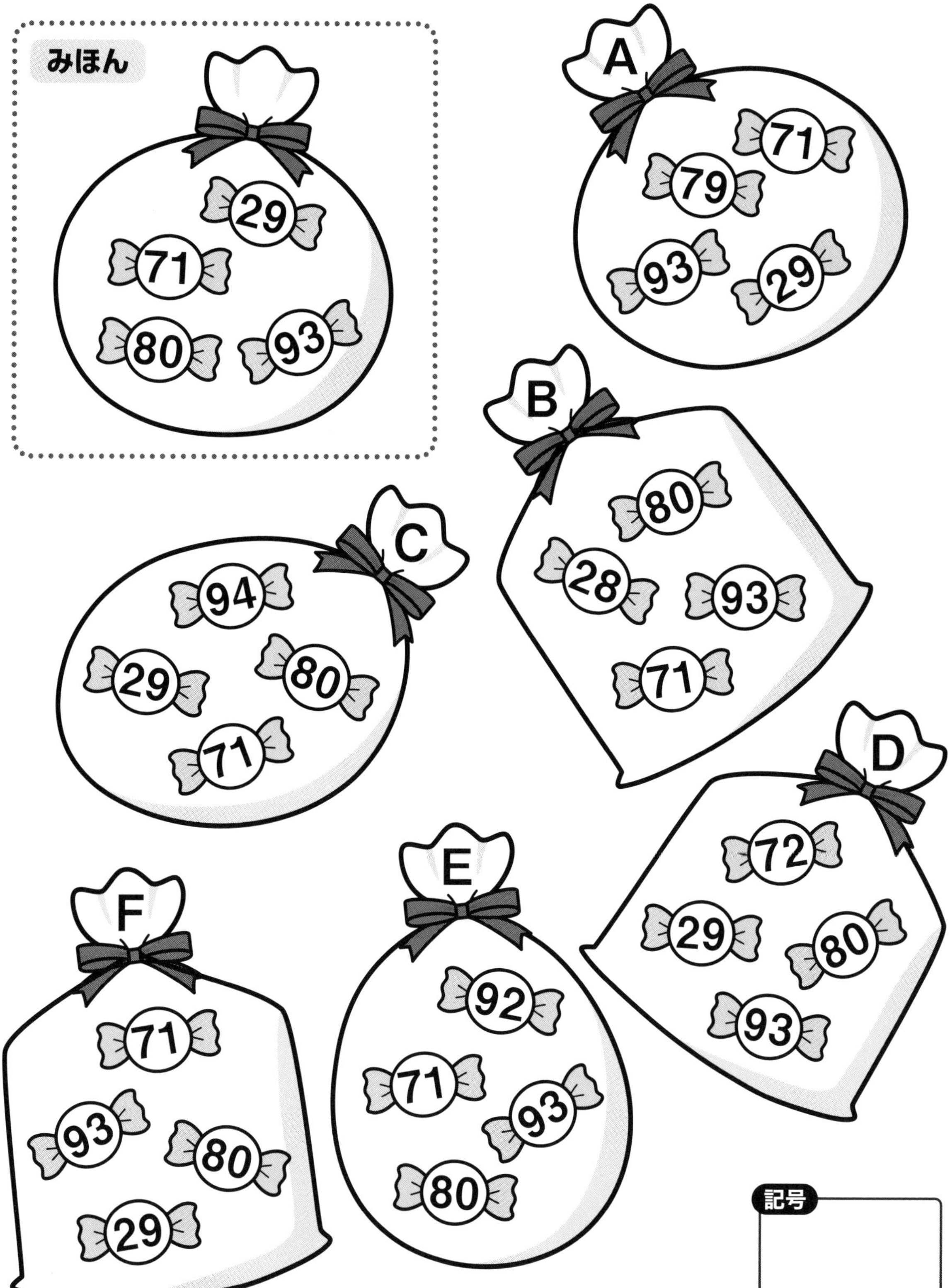

記号

答え ▶ P.119

解答

1

C

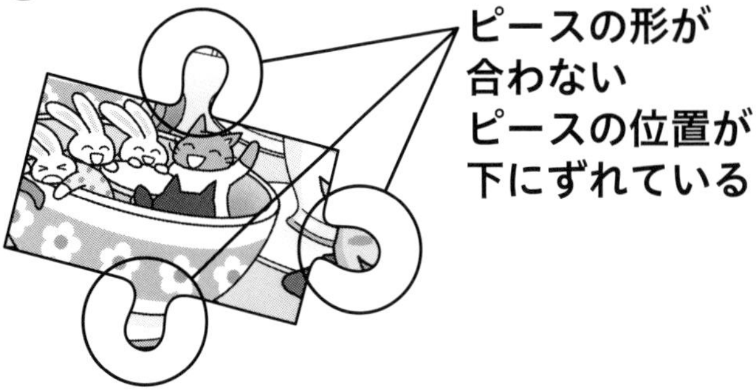

2

①電光石火　②門外不出　③大安吉日　④先祖伝来
⑤三日坊主　⑥八方美人

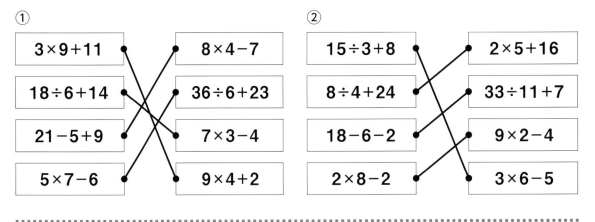

3

①

3×9+11	9×4+2
18÷6+14	7×3−4
21−5+9	8×4−7
5×7−6	36÷6+23

②

15÷3+8	3×6−5
8÷4+24	2×5+16
18−6−2	33÷11+7
2×8−2	9×2−4

4

①

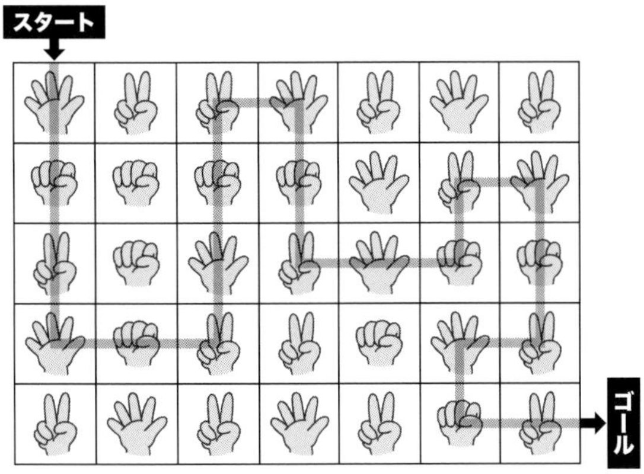

②

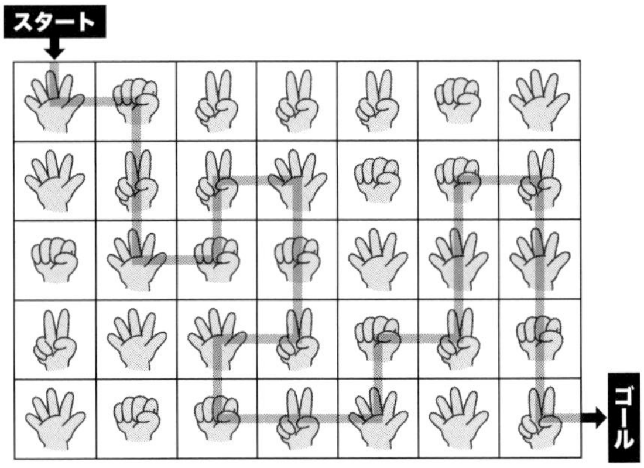

5 ①遊園地　②出来心　③合言葉　④入学式　⑤不可能　⑥心技体

7

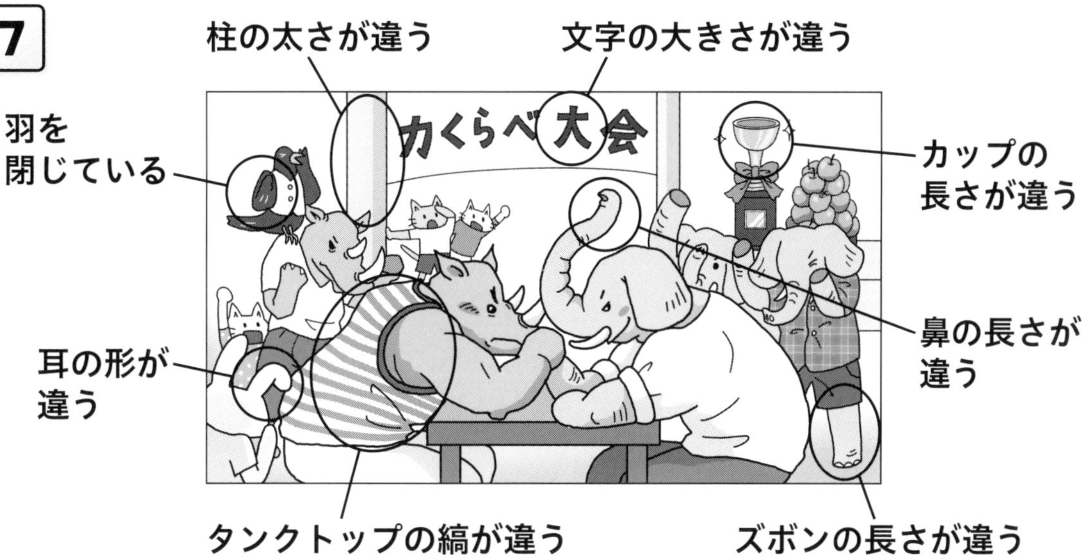

柱の太さが違う
文字の大きさが違う
カくらべ大会
羽を
閉じている
カップの
長さが違う
鼻の長さが
違う
耳の形が
違う
タンクトップの縞が違う
ズボンの長さが違う

8

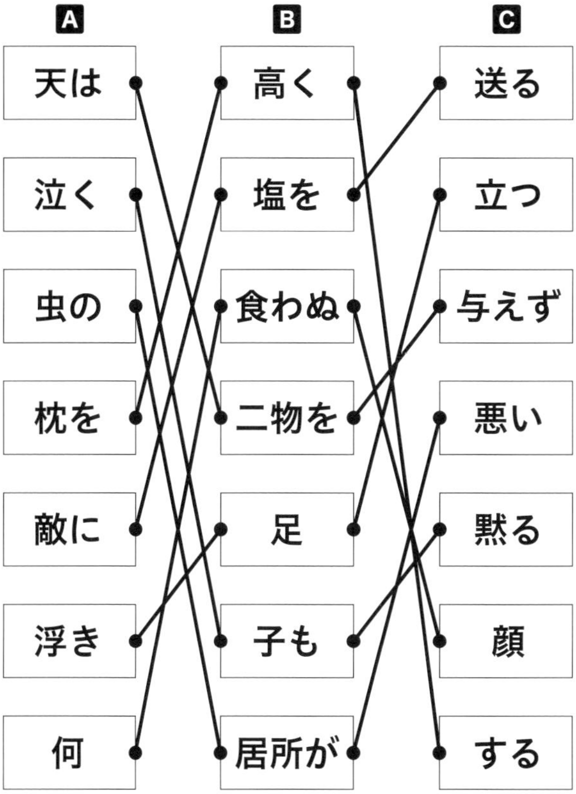

9 B

10

スタート

光陰矢の如し

一矢を報（むく）いる

果報は寝て待て

寝食を忘れる

食う

大目玉を食う

大きなお世話

一世を風靡（び）する

波風が絶えない

絶する

想像を絶する

お愛想（そ）を言う

言葉のあや

根掘り葉掘り

ゴール

11

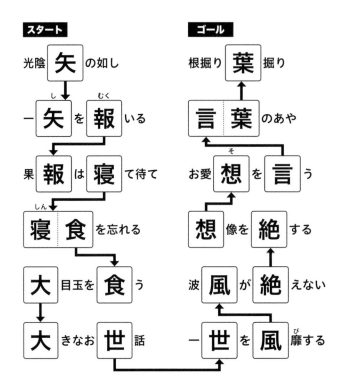

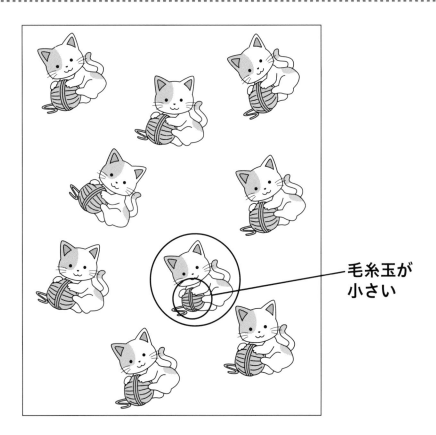

毛糸玉が小さい

12 ①あずき　②へいせつ　③たち　④えと(かんし)　⑤そぼく
⑥ほさ　⑦ごらく　⑧だとう　⑨ぶじょく　⑩しょさい
⑪えび(かいろう)　⑫せいじつ　⑬ちょめい　⑭しんし
⑮ちょうぼう　⑯けさ(こんちょう)　⑰あいまい　⑱さといも

13 ①19　②17　③57　④70　⑤3　⑥78　⑦23　⑧125　⑨60
⑩72　⑪36

14

オ	ヤ	キ	ド	ウ	フ	グ	カ
ム	ン	ポ	ト	フ	ラ	オ	レ
ラ	オ	シ	ン	タ	ピ	タ	ー
イ	ン	メ	ン	タ	マ	イ	ラ
ス	ユ	サ	ラ	ダ	リ	ヤ	イ
ウ	ウ	バ	ソ	キ	ヤ	キ	ス
ン	ド	ツ	カ	チ	ン	メ	イ
ア	ギ	ン	チ	モ	ワ	シ	カ

15 H

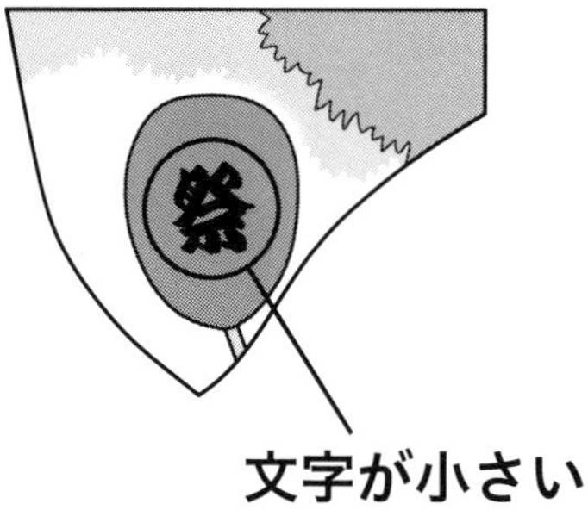

16

① 新天地　⑦ 前人未踏

② 即戦力　⑧ 新陳代謝

③ 路地裏　⑨ 社交辞令

④ 討論会　⑩ 得意満面

⑤ 結婚式　⑪ 真剣勝負

⑥ 直談判　⑫ 終始一貫

17

①**35**（分）　②**30**（分）　③**15**（分）　④**55**（分）　⑤**1**（時間）**10**（分）
⑥**40**（分）　⑦**3**（時間）**30**（分）　⑧**1**（時間）**45**（分）

18

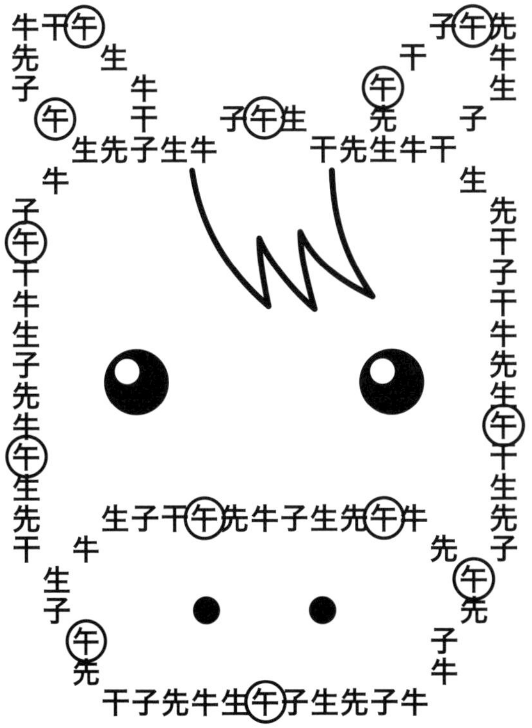

19 ①ちんみ　②まじめ　③しんじゅ　④ほたる　⑤こうにゅう
⑥だつぼう　⑦ぎょい　⑧そろばん
⑨コーヒー(こーひー／こうひい／こおひい)　⑩とたん
⑪いさりび(ぎょか)　⑫ただごと

20 ①不老長寿　②四六時中　③断崖絶壁　④冠婚葬祭
⑤人工衛星　⑥汚名返上

21 ①1550(円)　②2110(円)　③2270(円)　④1620(円)

22

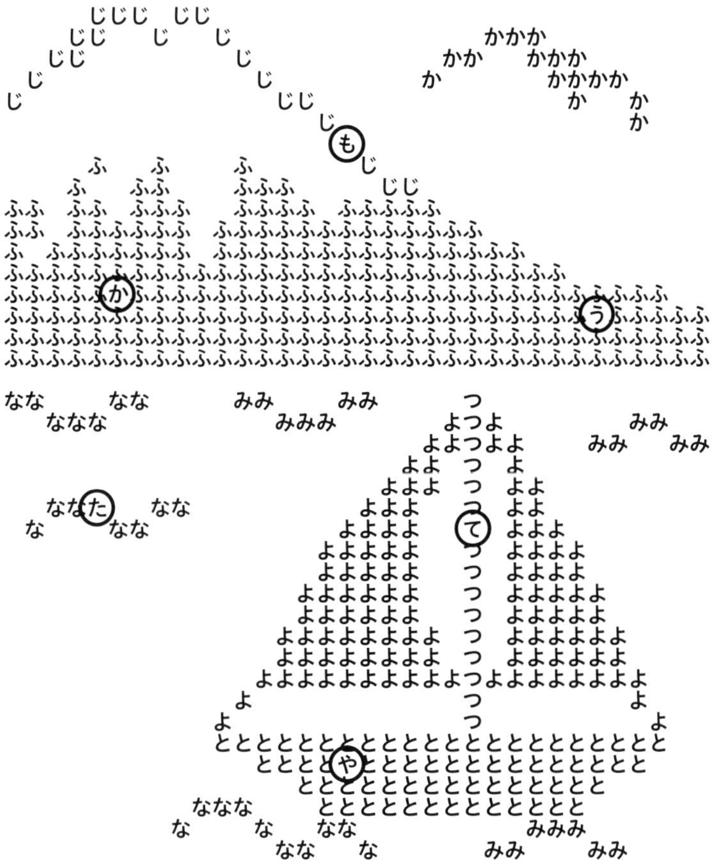

23

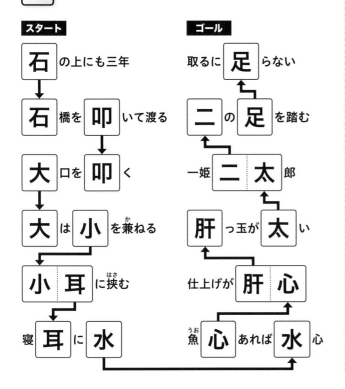

スタート

石の上にも三年

石橋を叩いて渡る

大口を叩く

大は小を兼ねる

小耳に挟む

寝耳に水

魚心あれば水心

仕上げが肝心

肝っ玉が太い

一姫二太郎

二の足を踏む

取るに足らない

ゴール

24

①くろうと　②ようえん
③かこく　④かだん
⑤れんけい　⑥じっせん
⑦けんばん　⑧てってい
⑨せつど　⑩こうけん
⑪せそう　⑫りょうしょう
⑬こんなん　⑭くっし
⑮おうぼ　⑯しんねん
⑰ふんき
⑱しらが（はくはつ）

25

① 35 + 12 = 47

② 45 + 15 = 60

③ 29 + 53 = 82

④ 50 − 23 = 27

⑤ 68 − 14 = 54

⑥ 33 − 17 = 16

⑦ 21 × 23：63、42、483

⑧ 14 × 14：56、14、196

⑨ 35 × 25：175、70、875

26

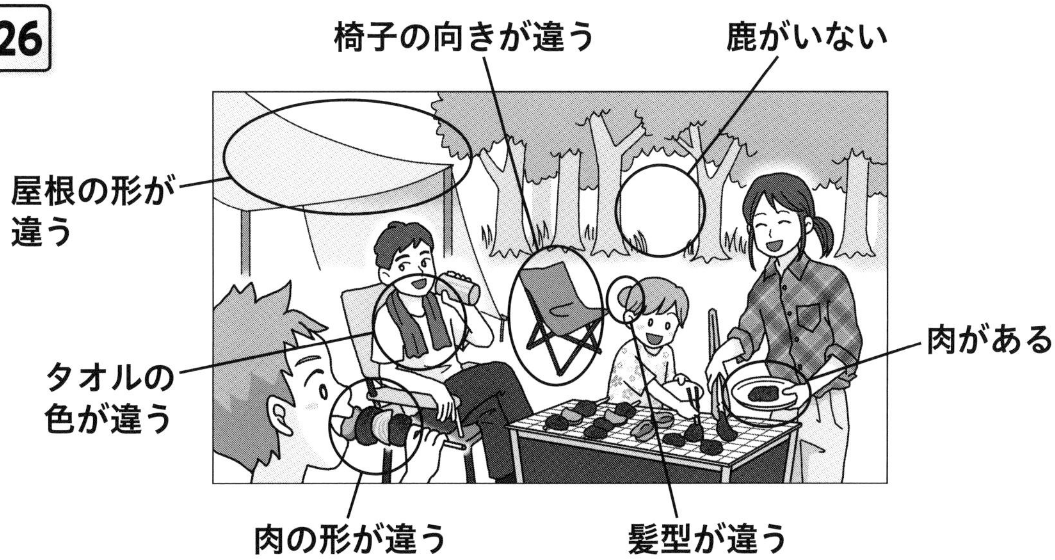
椅子の向きが違う
鹿がいない
屋根の形が違う
タオルの色が違う
肉がある
肉の形が違う
髪型が違う

27

① 新聞紙　⑦ 文明開化
② 七福神　⑧ 平穏無事
③ 幼馴染　⑨ 方向転換
④ 依頼人　⑩ 満場一致
⑤ 信号機　⑪ 無我夢中
⑥ 境界線　⑫ 免許皆伝

28

F

29

① 化粧品　② 二刀流
③ 座談会　④ 事件簿
⑤ 色鉛筆　⑥ 無邪気

30

E

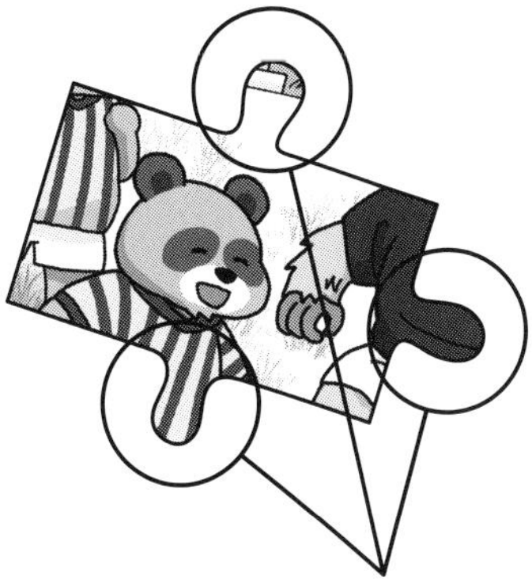
ピースの形が
合わない
ピースの位置が
右にずれている

31

A	B	C
呼び	声が	高い
目の	色を	変える
何処（どこ）	吹く	風
我が	意を	得たり
猫の	手も	借りたい
濡れ	衣（ぎぬ）を	着せる
太鼓	判を	押す

32

①

13×3−3	8×5−4
35÷5+12	6+21−8
7×2+9	8+9+6
1+19−5	36÷4+6

②

27÷9+13	5×5−9
11×3+2	50−8−7
9×2+4	3×7+1
2×2+7	7×2−3

33

①

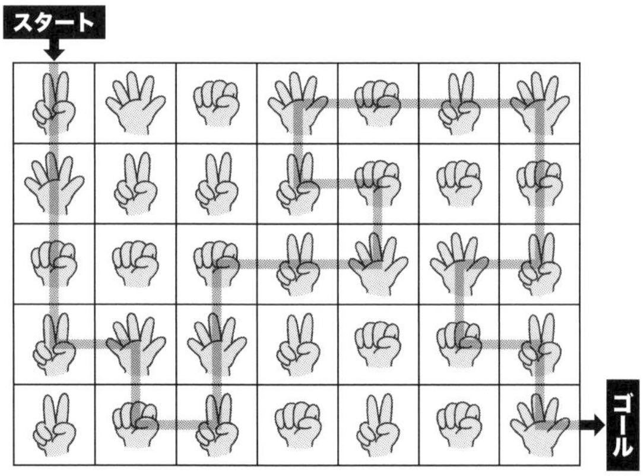

②

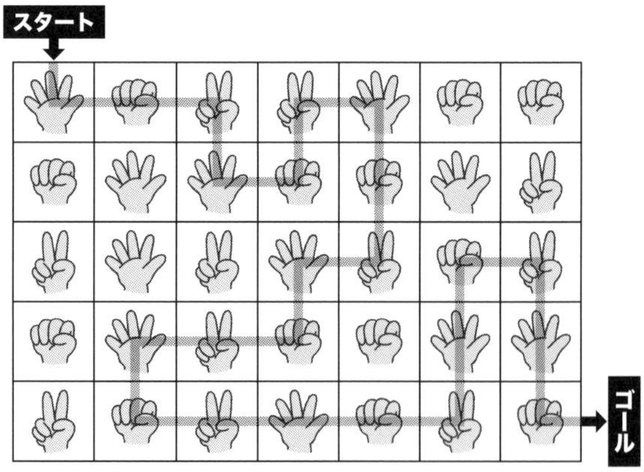

34

①平身低頭　②起死回生　③十中八九　④波乱万丈
⑤百鬼夜行　⑥感慨無量

35 ①2(時間)35(分)　②3(時間)20(分)　③7(時間)15(分)
④2(時間)20(分)　⑤2(時間)5(分)　⑥5(時間)45(分)
⑦4(時間)10(分)　⑧2(時間)30(分)

36

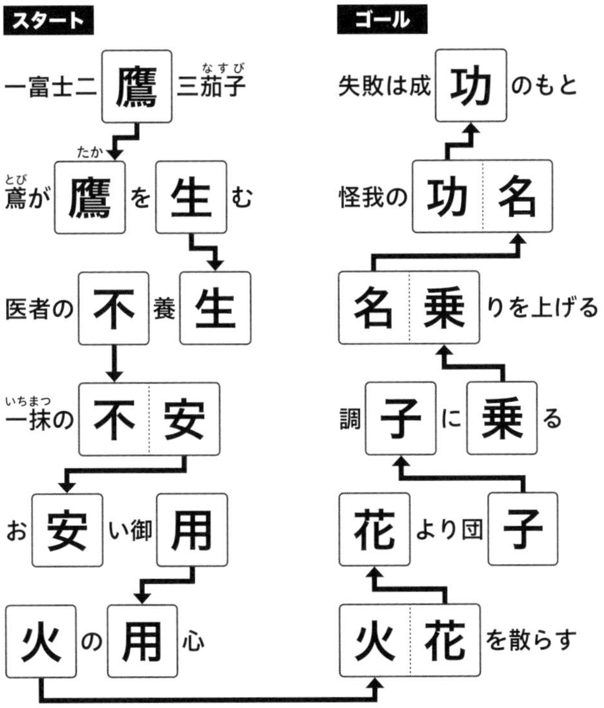

37 H

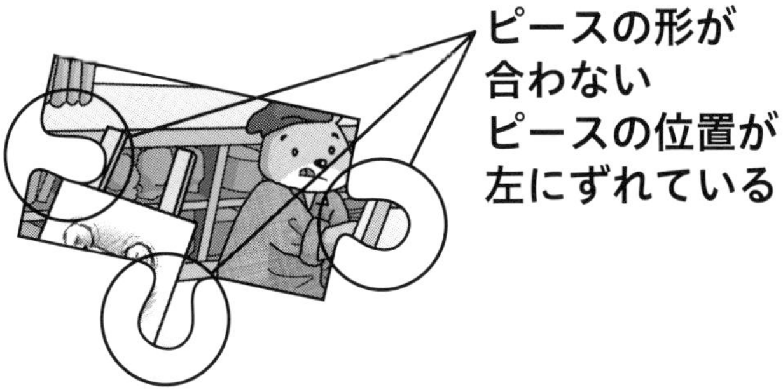
ピースの形が
合わない
ピースの位置が
左にずれている

38 ①1620(円)　②1500(円)　③1320(円)　④1100(円)

40

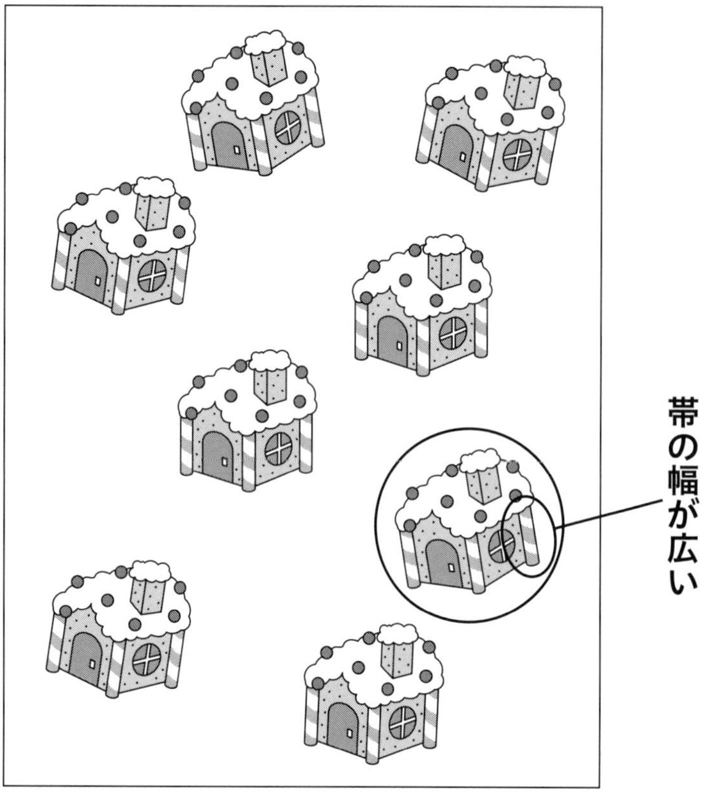

41

①7　②91
③12　④83
⑤71　⑥77
⑦65　⑧78
⑨102　⑩32
⑪20

42

①ずきん　②れんさ　③こうちゃ　④かめ　⑤ひやく
⑥こうきしん　⑦ぞうり　⑧にんじん　⑨かんらん
⑩おおみそか（おおつごもり）　⑪しゅんかん　⑫かんれき

43

①

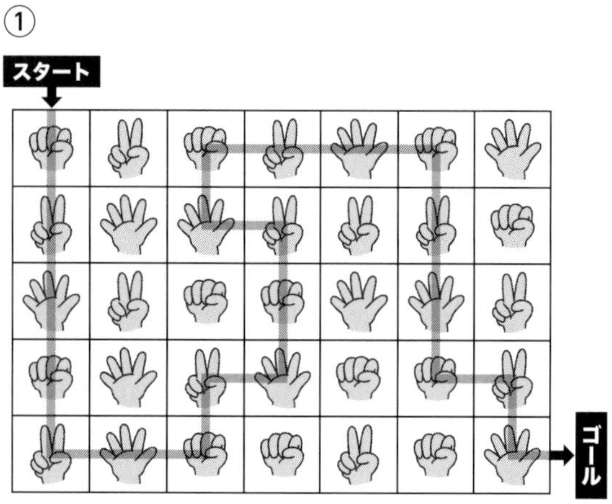

②

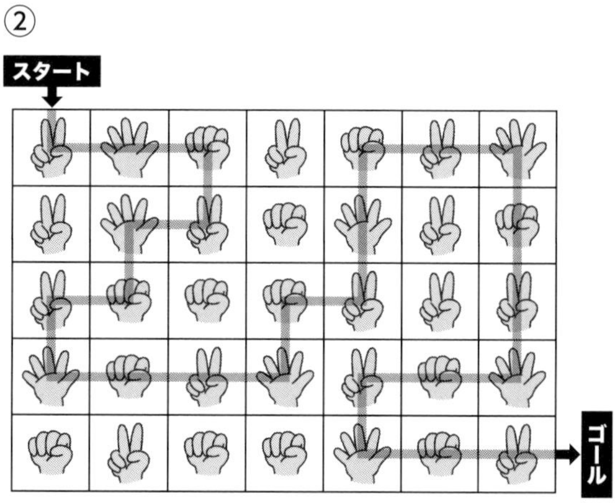

44

①	②	③	④	⑤
24	59	48	80	79
＋ 33	＋ 21	＋ 33	− 55	− 42
57	80	81	25	37

⑥	⑦	⑧	⑨
52	22	26	47
− 28	× 13	× 19	× 23
24	66	234	141
	22	26	94
	286	494	1081

45

①浪花節　②首都圏　③衣食住　④学生服　⑤夜汽車　⑥夢心地

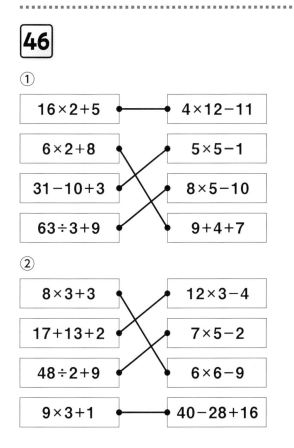

46

①

- 16×2+5 ― 4×12−11
- 6×2+8 ― 9+4+7
- 31−10+3 ― 5×5−1
- 63÷3+9 ― 8×5−10

②

- 8×3+3 ― 6×6−9
- 17+13+2 ― 12×3−4
- 48÷2+9 ― 7×5−2
- 9×3+1 ― 40−28+16

47

A	B	C
聞き	切りが	出る
喉(のど)から	耳を	置く
胸に	形も	ばったり
行き	所	つく
影も	手が	立てる
踏ん	当たり	ない
向かう	手を	敵なし

- 聞き ― 耳を ― 立てる
- 喉から ― 手が ― 出る
- 胸に ― 手を ― 置く
- 行き ― 当たり ― ばったり
- 影も ― 形も ― ない
- 踏ん ― 切りが ― つく
- 向かう ― 所 ― 敵なし

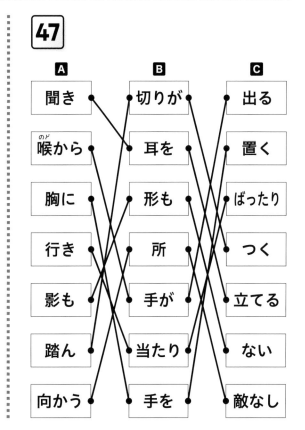

48

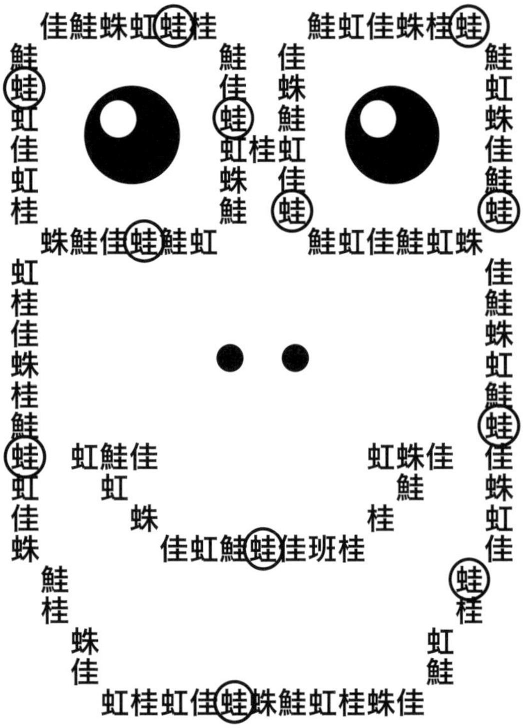

49

①750(円)　②990(円)
③820(円)　④910(円)

50

①三位一体　②弱肉強食
③意思表示　④不協和音
⑤天気予報　⑥医食同源

51 C

52

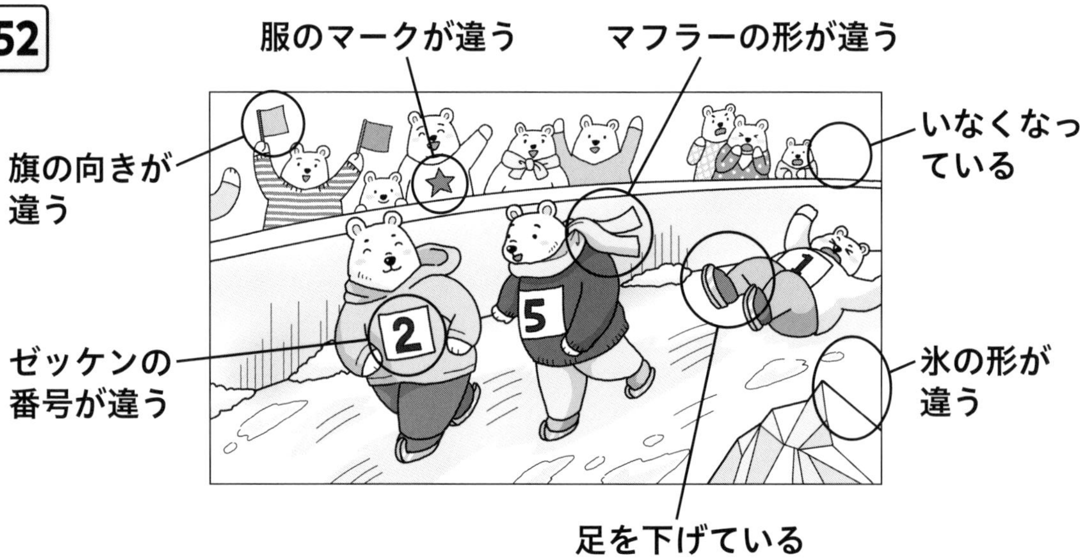
服のマークが違う
マフラーの形が違う
旗の向きが違う
いなくなっている
ゼッケンの番号が違う
氷の形が違う
足を下げている
2
5
1

53 ①8(時間)5(分)　②7(時間)30(分)　③1(時間)17(分)
④4(時間)51(分)　⑤1(時間)1(分)　⑥4(時間)50(分)
⑦10(時間)25(分)　⑧3(時間)55(分)

54

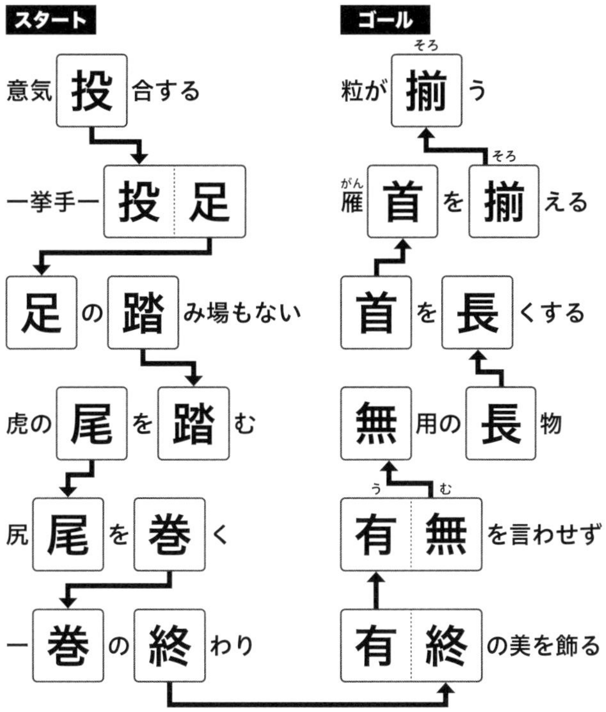

55

①　②

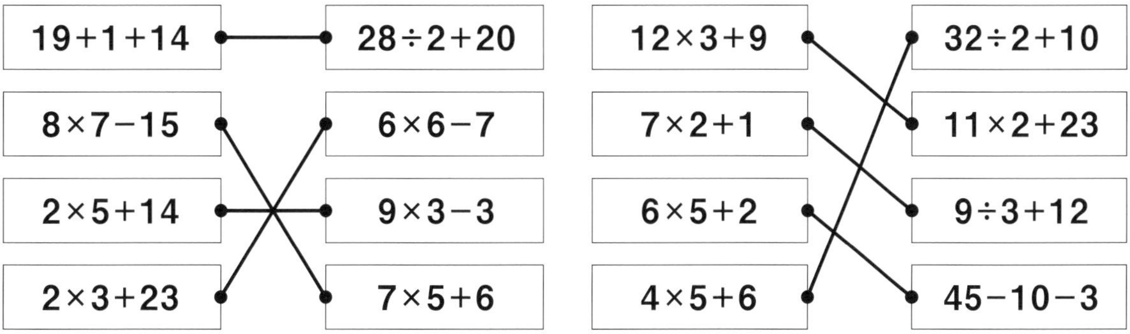

56

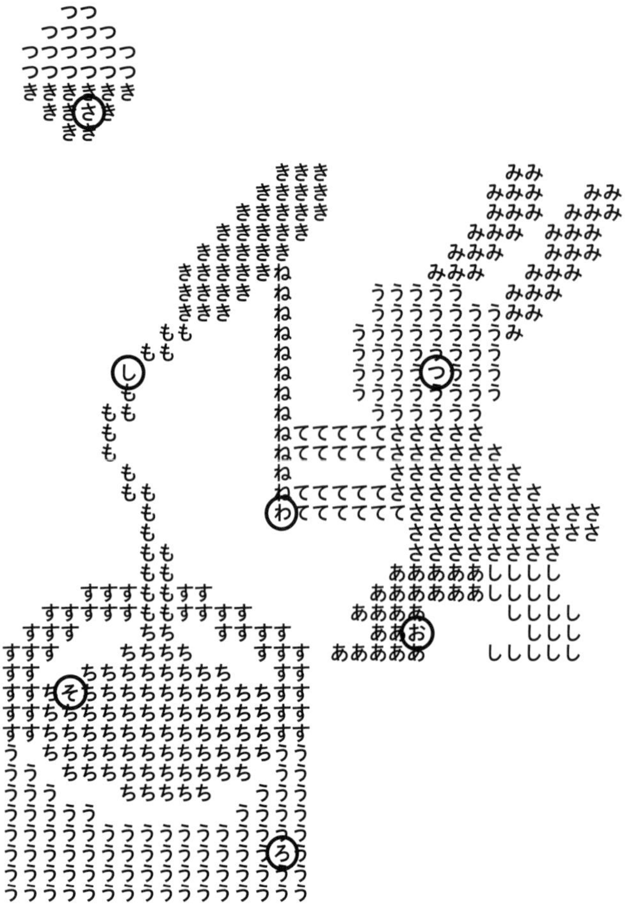

57

①誕生日　②先入観

③袋小路　④筆不精

⑤有意義　⑥野次馬

58

① 31 ＋ 37 ＝ 68

② 24 ＋ 46 ＝ 70

③ 17 ＋ 66 ＝ 83

④ 70 − 38 ＝ 32

⑤ 86 − 21 ＝ 65

⑥ 65 − 39 ＝ 26

⑦ 42 × 21：42、84、882

⑧ 16 × 19：144、16、304

⑨ 34 × 27：238、68、918

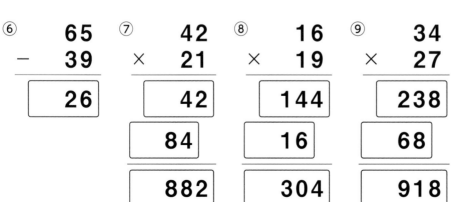

59

①市役所　⑦賛否両論

②博物館　⑧縦横無尽

③未解決　⑨他人行儀

④得意顔　⑩単純明快

⑤悪循環　⑪中途半端

⑥河川敷　⑫拍手喝采

60

①

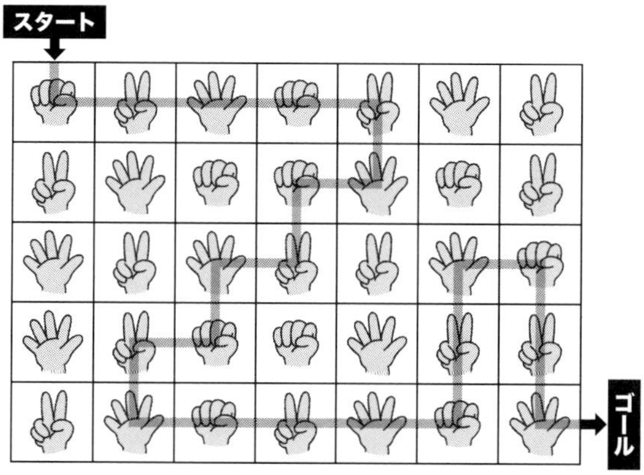

②

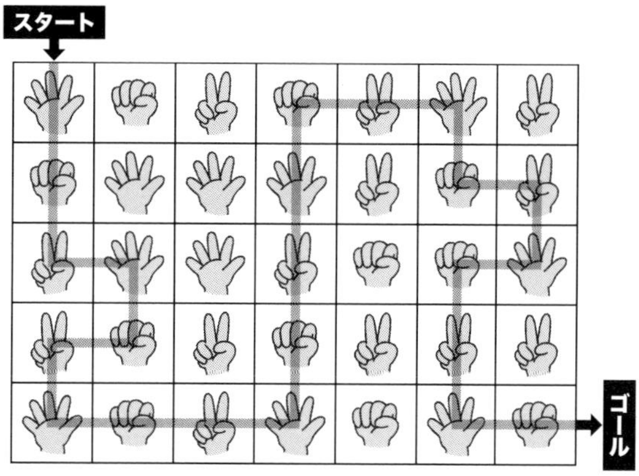

61　①希少価値　②唯一無二　③順風満帆　④天下泰平　⑤千差万別　⑥単刀直入

62　①**1610**（円）　②**1390**（円）　③**2100**（円）　④**1880**（円）

63

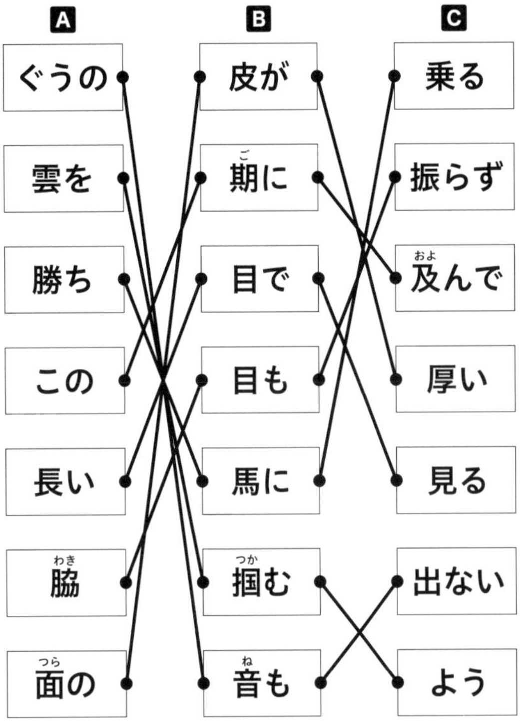

65

①**5**(時間)**10**(分)
②**33**(分)
③**7**(時間)**25**(分)
④**6**(時間)**15**(分)
⑤**1**(時間)**15**(分)
⑥**3**(時間)**40**(分)
⑦**3**(時間)**30**(分)
④**5**(時間)**21**(分)

64

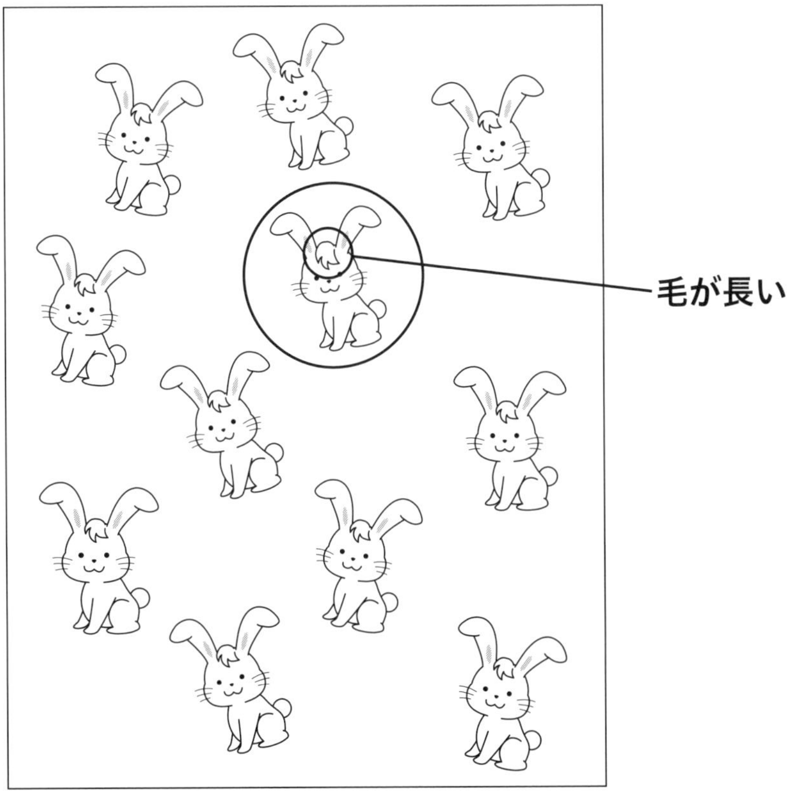

66

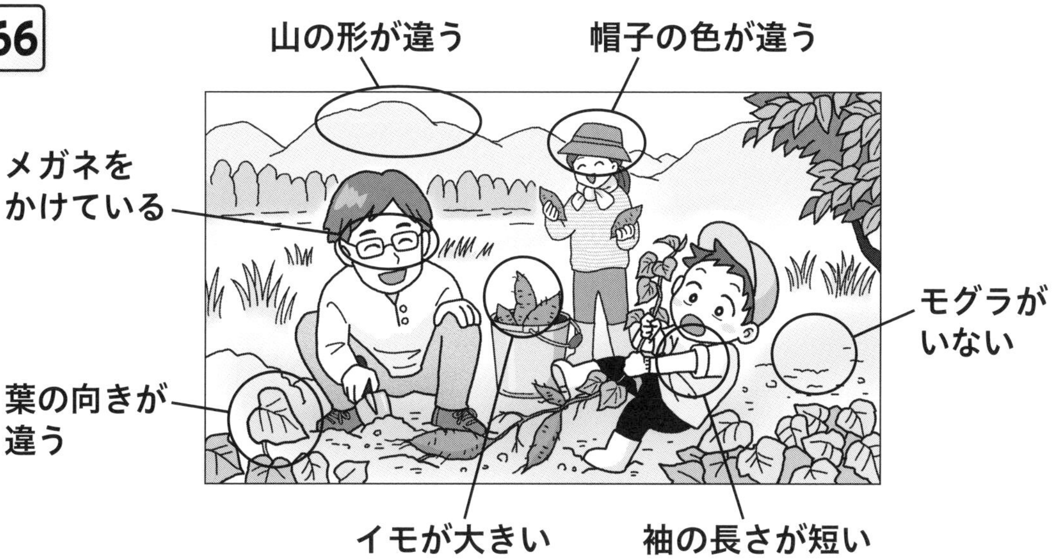

67

①

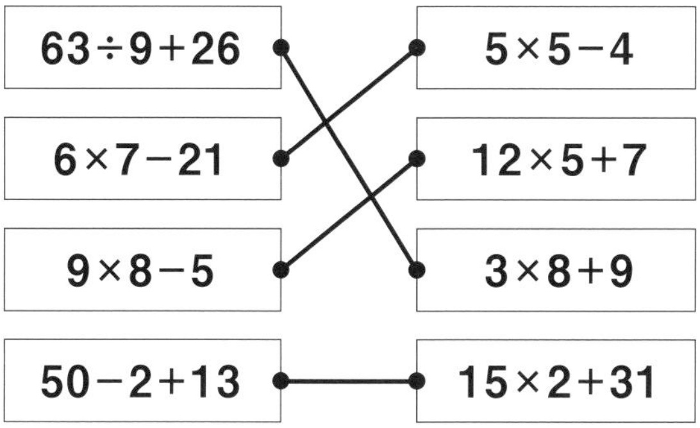

②

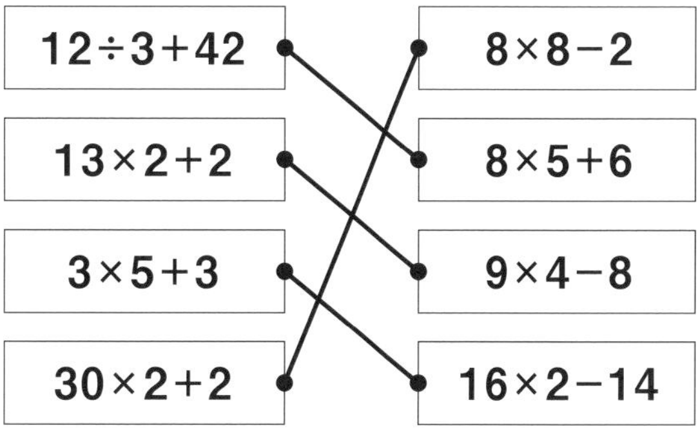

68 D

70 A

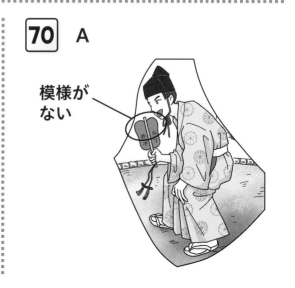

71

フ	ク	オ	カ	ヤ	マ	ナ	シ
ク	ク	シ	ク	マ	モ	ト	ズ
シ	タ	イ	ロ	ガ	ナ	ラ	オ
マ	ニ	イ	ガ	タ	ロ	ハ	カ
ツ	シ	チ	サ	ト	イ	オ	サ
ヤ	バ	ゴ	ク	シ	リ	オ	オ
マ	エ	シ	カ	モ	ウ	デ	オ
ト	マ	リ	モ	オ	ア	タ	ミ

72

①25　②50　③33　④66
⑤88　⑥85　⑦36　⑧1
⑨29　⑩99　⑪118

73

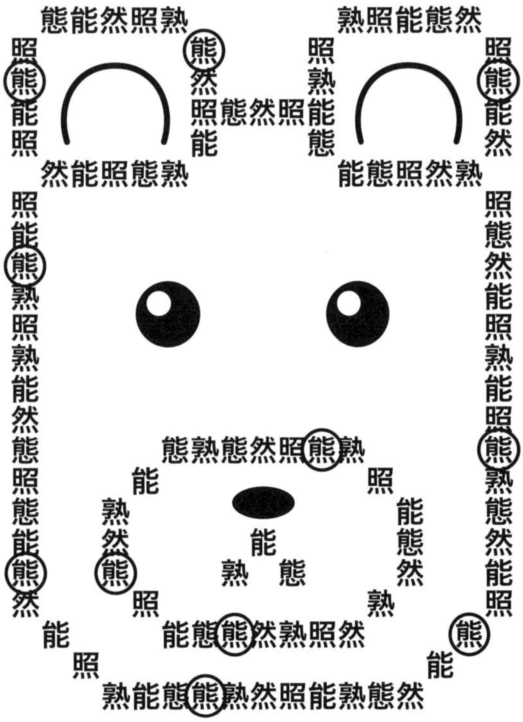

74

①1080（円）　②1330（円）
③1850（円）　④1450（円）

75

①聖人君子　②危機一髪
③因果応報　④風林火山
⑤冗談半分　⑥自由自在

76

①24（分）　②8（時間）25（分）　③18（分）　④3（時間）17（分）
⑤9（時間）15（分）　⑥40（分）　⑦7（時間）10（分）
⑧4（時間）18（分）

77

①

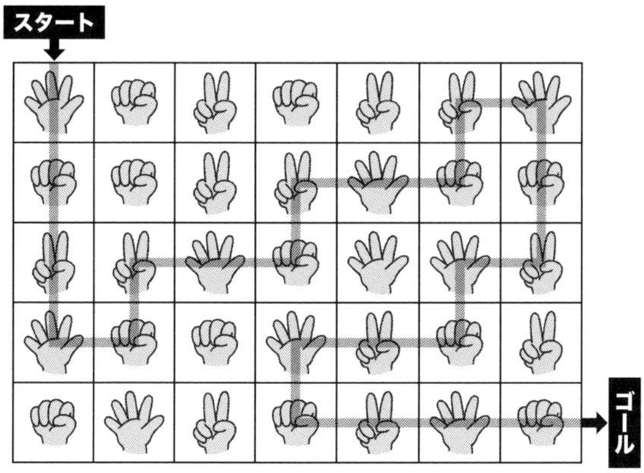

②

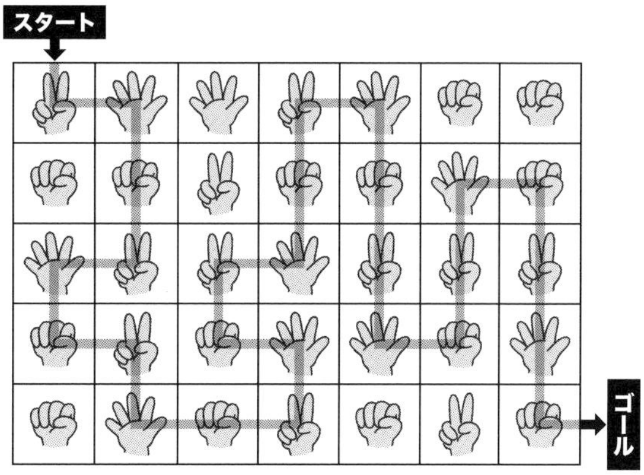

78

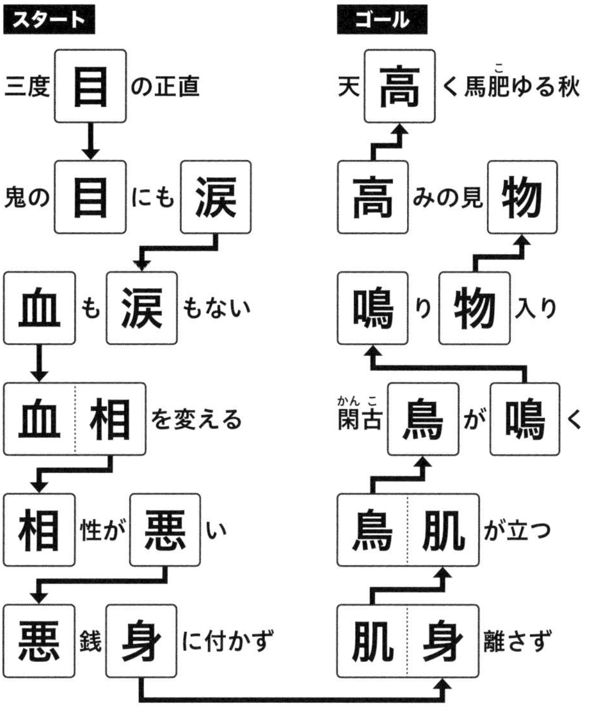

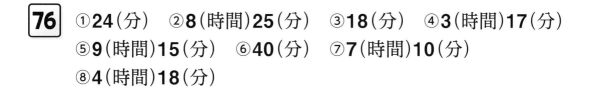

79 A

80 ①自動車　②通学路　③太平洋　④司会者　⑤身支度　⑥突拍子

81

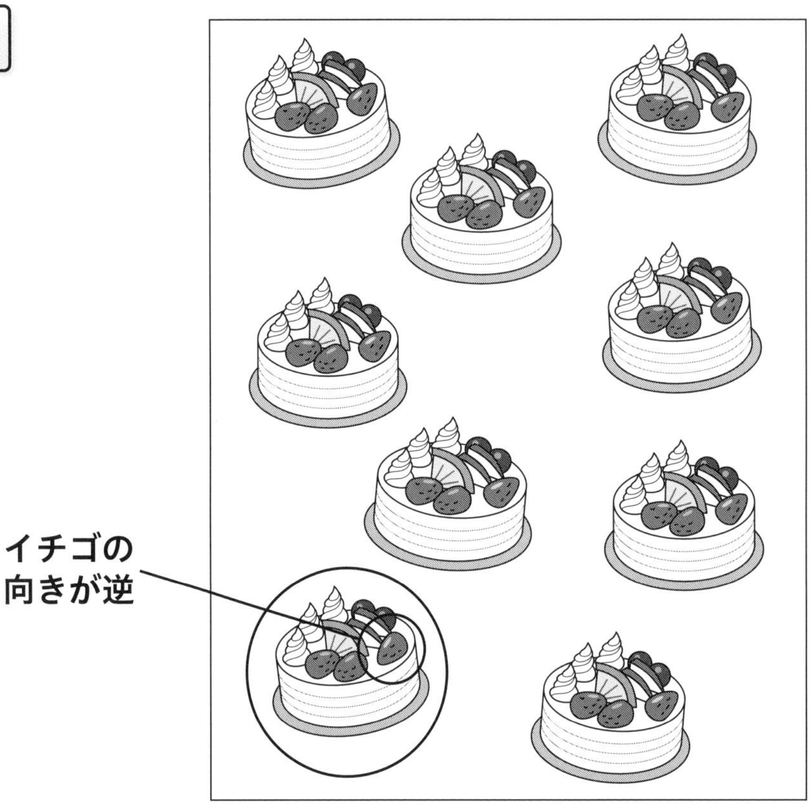

82

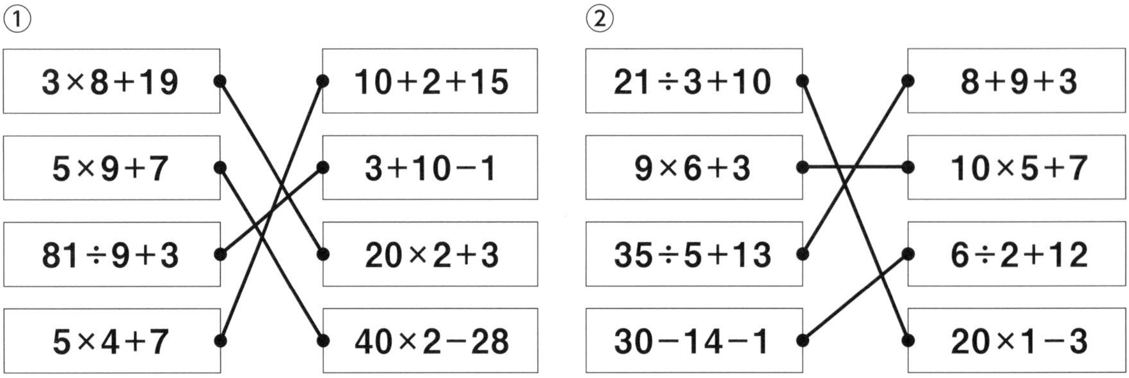

83

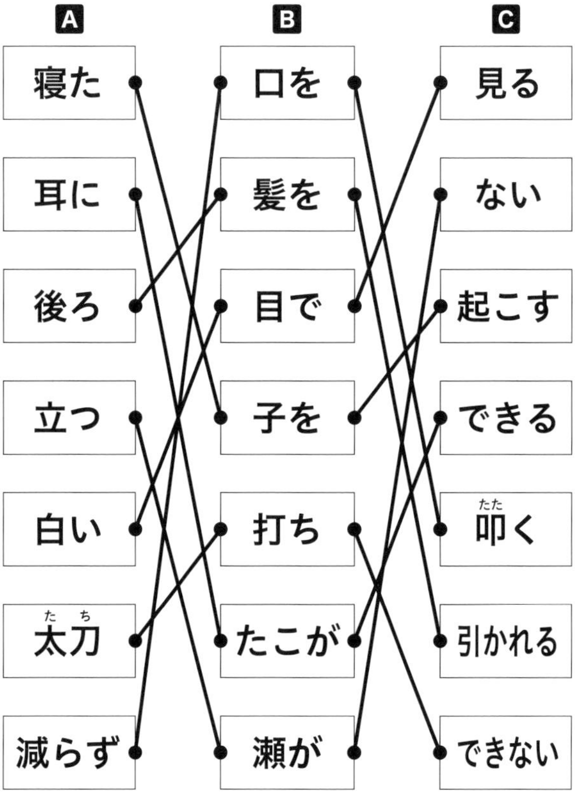
A
寝た
耳に
後ろ
立つ
白い
太刀
減らず
B
口を
髪を
目で
子を
打ち
たこが
瀬が
C
見る
ない
起こす
できる
叩く
引かれる
できない

84

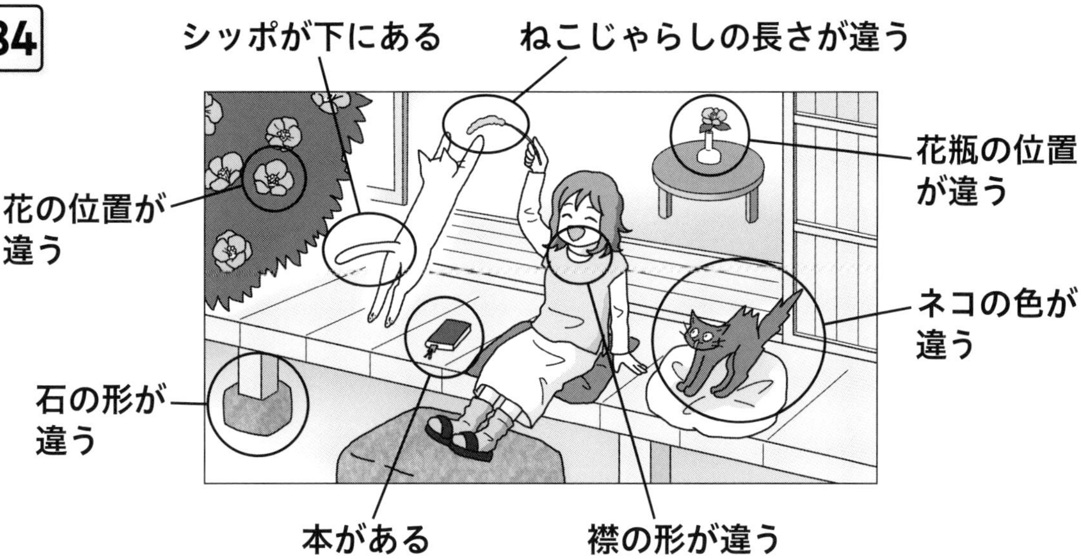
シッポが下にある
ねこじゃらしの長さが違う
花瓶の位置が違う
花の位置が違う
ネコの色が違う
石の形が違う
本がある
襟の形が違う

85

① 23 + 36 = 59

② 57 + 33 = 90

③ 69 + 14 = 83

④ 60 − 41 = 19

⑤ 48 − 32 = 16

⑥ 85 − 37 = 48

⑦ 32 × 31: 32, 96, 992

⑧ 22 × 18: 176, 22, 396

⑨ 52 × 23: 156, 104, 1196

86 ①りょうぼ　②じじょでん　③じんそく　④さけ　⑤そうさく
⑥たんれん　⑦かつあい　⑧たそがれ(こうこん／たそかれ)
⑨ゆうし　⑩ゆういぎ　⑪かけじく　⑫おもや(もや)

87

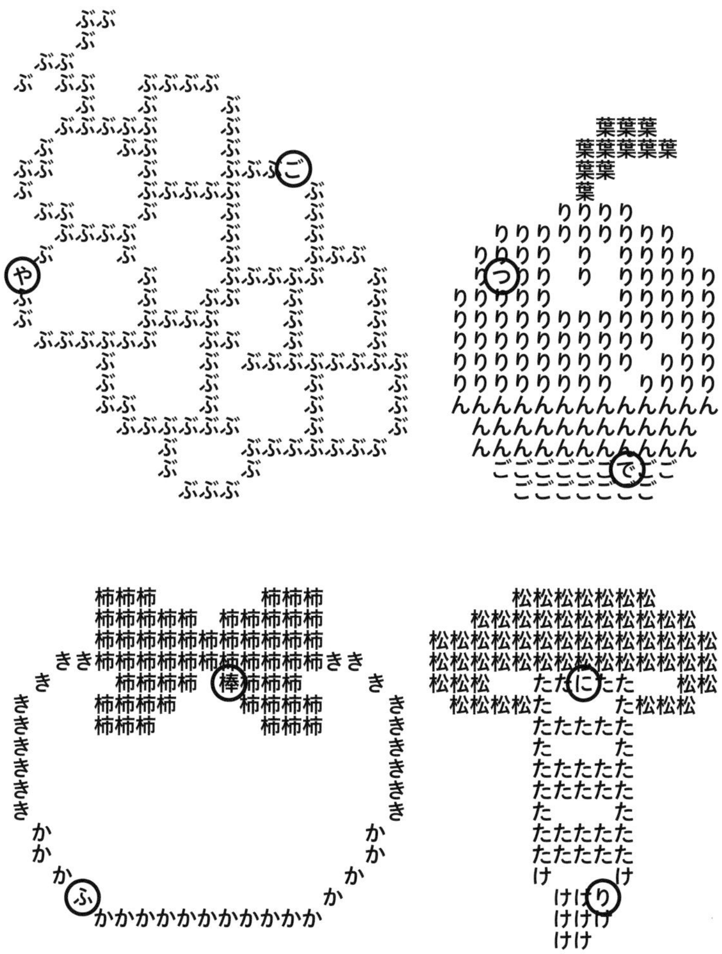

88 ①74　②95　③10　④63　⑤29　⑥7　⑦30　⑧53　⑨61
⑩106　⑪37

89 ①しろうと　②まね　③こせき　④ちょうわ　⑤なこうど
⑥なごり　⑦ていねい　⑧そんげん　⑨かんせい　⑩ぎんみ
⑪かんせん　⑫やよい　⑬もめん　⑭ゆくえ
⑮せんぷう（つむじかぜ）　⑯よいん　⑰すいこう　⑱ここち

90 F

学研脳トレ

川島隆太教授のらくらく脳体操 ときめきパズル90日

2023年1月31日　第1刷発行

監修者　川島隆太
発行人　土屋　徹
編集人　滝口勝弘
編集長　古川英二
発行所　株式会社 Gakken
〒141-8416　東京都品川区西五反田2-11-8
印刷所　中央精版印刷株式会社

STAFF　編集制作　株式会社 エディット（砂田　功）
本文DTP　株式会社 アクト
校正　奎文館
イラスト　角田正己（illustration Poo）　東裏栄美

この本に関する各種お問い合わせ先

●本の内容については、下記サイトのお問い合わせフォームよりお願いします。
https://www.corp-gakken.co.jp/contact/
●在庫については　Tel 03-6431-1250（販売部）
●不良品（落丁・乱丁）については　Tel 0570-000577
学研業務センター
〒 354-0045　埼玉県入間郡三芳町上富279-1
●上記以外のお問い合わせは　Tel 0570-056-710（学研グループ総合案内）